Guía para Adelgazar sin Dietas y Comiendo

D. José V. Padilla

I0441276

Copyright © 2015 José Vargas Padilla

ISBN-10: 1517024013
ISBN-13: 978-1517024017
ASIN: B014BRM1IQ

Primera edición: Septiembre de 2015

Prologo

Cada vez que vuelvo a coincidir con un viejo amigo o conocido, es un "dejavuu", las mismas cinco preguntas, una y otra vez.

CUANTO HAS ADELGAZADO?. MÁS de 40 KILOS.

(mirada de asombro)

QUE DIETAS HAS HECHO?. NINGUNA.

(mirada de espanto)

COMO?. SOLO ES COMER SANO.

(mirada de desconocimiento)

COMER SANO ES CARISIMO?. MENTIRA, GASTO MENOS QUE ANTES, LO QUE ES CARO ES COMER BASURA.

(mirada de incredulidad)

Y ESO COMO SE HACE?. JE, JE, JE, DESPUES TE CUENTO.

(mirada de interesado)

TE CUENTO en los siguientes Capítulos, como ES posible COMER SANO, con un PRESUPUESTO ECONOMICO y de paso IR ADELGAZANDO.

AHHH, se me olvida, lo más IMPORTANTE, sin pasar "JAMBRE", si pasas hambre, no estas comiendo sano y no lograras adelgazar y/o recuperas los kilos perdidos con creces, lo que sucede con todas esas "**dietas**" de **moda**, que abundan tanto como las setas venenosas en Invierno.

PORQUE lo he escrito?.

El sobrepeso fue una constante en mi trayectoria personal, tanto como el "probar" con diferentes dietas, ya fueran de "moda" o "inmoda".

Inclusive realice alguna orientado por un nutricionista y/o medico, pero al **final** siempre recuperaba con creces los kilos perdidos.

Entonces **decidí, tomármelo** en SERIO, empezando por leer múltiples libros de Dietas, que me crearon más dudas de cómo debería alimentarme para olvidarse definitivamente del sobrepeso.

Y decidí ir al principio, documentarme a partir de Libros de Nutrición, aburridos y densos, pero con pistas interesantes.

El siguiente paso lógico, fue trata de comprobar si dicha información era la correcta, aun fue más aburrido y denso.

Existen pocos, pero buenos libros, blogs y algún documental que si aportan información correcta, pero hay que interpretarlos y simplificarlos, para ser compresibles para las personas normales, como somos la mayoría.

Aunque lo peor aún quedaba por llegar, Comprar los alimentos sanos que me permitieran adelgazar y no volver al sobrepeso, una autentica tortura, ya que en los Supermercados convencionales, hasta el 90% de los productos que venden son procesados, provocando de manera acelerada sobrepeso.

La compra en Tiendas especializadas, es ruinoso para el bolsillo de un "currante", y no te garantiza que los alimentos sean más sanos desde la perspectiva nutricional.

Así que toco investigar, ahora tengo MI CESTA DE LA COMPRA, que comparto con ustedes, para ahorrase meses de trabajo de investigar etiquetas, ingredientes y lo que significan.

COMO lo he escrito?.

Un Medico o Científico me daría "plomo", al simplificar conceptos complejos de una manera compresible, a veces utilizando Metáforas, traduciendo palabras de oscuro significado a un IDIOMA entendible para los "mortales", otras la Exageración, o la Repetición y otros métodos literarios, que no son validos desde una perspectiva Técnica, pero libros técnicos ya leí demasiados, están escritos por ellos y para ellos, no para el común mortal.

Por ello, encontraras información en la presente Guía, que no es al 100% correcta desde una perspectiva científica, pero deja claro que es lo correcto para alimentarse de una manera sana y lograr solventar el problema de ese sobrepeso permanente, de una manera definitiva y a largo plazo.

COMO leerlo?.

NO cometas el error de leer capítulos sueltos, en los primeros y últimos capítulos esta explicado de una manera sencilla, él Porque Engordamos, y como funciona nuestro cuerpo.

Anota, escribe, marca en el Libro, con un lápiz, todo lo que creas necesario, no es para guardarlo en un Librería, sino una Guía para ser utilizada.

Muchos aspectos están tan reducidos, para ser compresibles, que quizás tengas dudas, envíame un email a info@guiasupervivenciaenelsuper.com y te ampliare dicha información en mi/nuestro/vuestro Blog: www.guiasupervivenciaenelsuper.com.

OTROS?.

La información presentada en esta obra es simple material informativo y no sustituye la consulta con un médico o cualquier otro profesional competente del campo de la salud. El contenido de la obra debe considerarse un complemento a cualquier programa o tratamiento prescrito por un profesional competente de la medicina.
El autor y el editor están exentos de toda responsabilidad sobre daños y perjuicios, pérdidas o riesgos, personales o de cualquier otra índole, que pudieran producirse por el mal uso de la información aquí proporcionada.

Índice

Capítulo 0. INTRODUCION.

Estamos ante la mayor PANDEMIA, que se tiene constancia escrita, desde hace varios miles de años, la Obesidad y sus **enfermedades** asociadas (diabetes, jaquecas, infartos y un largo etc.).

Y las previsiones son aterradoras, más de un 50% de la población (de los países desarrollados) la padecerán en los próximos años.

Ya causa más muertes, que el Tabaco + Heroína + Cocaína + Accidentes de **Tráfico** juntos.

Las políticas aplicadas por los Gobiernos, solo han servido para aumentar dicha Pandemia, solo hace falta mirar las estadísticas.

Las grandes empresas privadas del sector, cada año aumentan sus beneficios de miles de millones de euros, con los cuales saturan de "publicidad", los medios de comunicación (TV, Radio, Prensa, Internet).

Los **Médicos** Especializados en Nutrición, con experiencia, escasean tanto como las famosas "meigas" o brujas de Galicia, al final **recurrimos** al **médico** de cabecera de toda la vida, parar tratar de encontrar una solución a unos de los problemas más complejos, el cuerpo humano y los múltiples procesos asociados a la alimentación.

Siempre las mismas tres recomendaciones:

⇨ *Dietas y más Dietas.* Un pozo sin fondo para la CARTERA, que al final NO sirve para ADELGAZAR, los "Gringos" que lo estudian todo, despues de um macro estudio de diez años y que participaron docenas de miles de personas, llegaron a la conclusion que TODOS (100%) habian recuperado su peso inicial y se habian llevado kilos extras de regalo.

⇨ *Cartera y más Cartera.* Otro pozo sin fondo, ya que la PUBLICIDAD nos informa mal, con el objetivo de PAGAR CARO productos de dudosa reputacion, que ENGORDAN nuestro cuerpo y adelgazan nuestra cartera.

⇨ *Gymnasio y mas Gymnasio*. Por muchas horas que le dedicas, com suerte, logras mantener tu peso, pero de adelgazar nada.

Con una solución tan simple y sencilla, COMER SANO, es descartada automáticamente, si uno fuera mal pensado, diría que la "pasta es la pasta", y eso es lo prioritario, beneficios astronómicos para unos cuantos y expansión de una enfermedad para la mayoría.

Menos Divagar y, mas "Leña al Mono"¡¡¡

Pues si, ahora a lo practico:

⇨ a APRENDER A COMER SANO.

⇨ a APRENDER A COMPRAR SANO.

⇨ a APRENDER A VIVIR SANO.

⇨ y de "REGALO" ADELGAZAR.

Repetimos, otra vez, ahora vamos a Leer el próximo Capitulo, con lo cual empezaremos:

⇨ a APRENDER A COMER SANO.

⇨ a APRENDER A COMPRAR SANO.

⇨ a APRENDER A VIVIR SANO.

⇨ y de "REGALO" ADELGAZAR.

Capítulo 1. DETECTIVEANDO

LENTE, LUPA, LA ENCICLOPEDIA BRITANICA Y UNA PACIENCIA OBSERVADORA INFINITA, LAS HERRAMIENTAS BASICAS PARA COMPRAR EN EL SUPER.

Capítulo 1.1. ETIQUETAS VERSUS SHERLOCK HOLMES

Los Ingredientes o el primer uso de la Lupa, ya que el texto es tan pequeño (ese es el objetivo, no poder ser leído) y empezamos nuestra estresante labor:

⇨ Tomate + Aceite Girasol + Almidón + Maíz + Azúcar + Sal + Aditivos Sin identificar.

Si solo queríamos comprar tomate frito, que es:

⇨ Tomate + Aceite Oliva + Sal Marina ¡

Si tiene otros ingredientes no es tomate frito, aunque ponga tomate frito CASERO, igual que SI TE GUSTAN te gustan los chicos o chicas ALTOS, si lleva CALZAS o TACONES de 20 CM, NO es alto.

De "REGALO" nos encontramos un montón de extras, que están vinculados directamente a enfermedades como:

• Obesidad.

• Diabetes.

• Jaquecas.

• Cansancio.

• Etc.

Al dichoso estante otra vez, y ahora cogeremos uno estilo "casero", y es lo MISMO, solo han sustituido el aceite de girasol por aceite de oliva.

Como somos constantes y voluntariosos, nos vamos a otra cadena de Súper, he iniciamos el mismo proceso, para obtener el mismo resultado.

Podemos dedicar minutos, horas o DIAS a "INVESTIGAR", este o cualquier otro producto envasado o enlatado, pero llegaremos a una CONCLUSION simple:

◈ Los ingredientes reales **No** son **saludables**.

◆ La **publicidad** que nos "venden" es mas falsa que un "billete de mil euros".

◆ Siempre utilizar la **Lupa** antes de **comprar** cualquier producto.

Nutrición

Valores energéticos y nutricionales medios:

	por: 100 g	% IR*
Valor energético:	304 kJ 73 kcal	4 %
Grasas:	3,1 g	4 %
de las cuales saturadas:	0,7 g	4 %
Hidratos de carbono:	8,9 g	3 %
de los cuales azúcares:	3,2 g	4 %
Proteínas:	1,2 g	2 %
Sal:	0,88 g	15 %

*IR-Ingesta de Referencia de un adulto medio (8400 kJ/2000 kcal)

Tomate frito

Ingredientes: tomate (170 g de tomate para elaborar 100 g de producto), aceite de girasol, azúcar, almidón modificado de maíz, sal y mezcla de especias.

Conservar en lugar fresco y seco.
Una vez abierto, conservar en frigorífico y consumir antes de 5 días.
Producto listo para su consumo.

Capítulo 1.2. CALORIAS O EL TIMO DE LA ESTAMPITA

Es una manera de **CONTAR**, como yo cuento los **BILLETES** de mi BOLSILLO, que esta ABULTADO, en cambio es de mi amigo Alfonso NO.

Miro y **Tengo 20 Billetes** y mi amigo Alfonso sólo **3 Billetes**, que biennn, tengo más dinero que él, jejeje.

⇨ Reviso y son de 5 €, en **total €100**, en cambio,

⇨ **Alfonso** tiene tres billetes de €500, son **1500€.**

Al final **Mis Billetes Abultan** mucho, es decir me hacen Tener muchos **MICHELINES** (esa odiada Barriga, paso previo a ponernos GORDOSSS).

Ese Alfonso NO tiene Michelines, pues sus dos billetes abultan muy POCO, gurrrr.

Lo importante no sólo billetes que tenga sino la **CALIDAD** de los **billetes o calorías.**

Si tienes muchos billetes de **baja calidad se ENGORDA** y quienes tienen pocos billetes de alta calidad no.

Que son las afamadas **CALORIAS VACIAS** como el azúcar, son **Billetes FALSOS** que sólo sirven para tener **MAS MICHELINES** y no aportan nada

Lo más importante es Tener o Comer **CALORIAS de CALIDAD** así se evitaran esos odiosos michelines.

LA CANTIDAD DE CALORIAS o ser unos NIÑITOS CREDULOS.

Todo es un estándar (clon), desde la ropa de compramos a lo que vemos en la TV, pero como personas somos DIVERSOS, y cada CUERPO o metabolismo es DIFERENTE.

Dicen que 2.000 calorías (Kcal) es lo adecuado, quizás lo sea para alguien que:

• Hace un trabajo físico.

- Caminas a diario.

- Eres adulto.

- Practicas algún deporte.

- Etc.

Pero si no estamos en dicho grupo, solo engordaremos con ese volumen de ingesta diaria.

LAS PORCIONES o Utilizar la CALCULADORA.

Siempre hablan de porciones, de 100 gramos (gr) por lo general, que es la ración que debemos tomar, así NO ASUSTAN las cantidades de:

⇨ **Carbohidratos.**

⇨ **Azucares.**

⇨ **Grasas Trans.**

Es hora de utilizar la **calculadora**:

◆ Miramos el **PESO** Total del Bote/Lata/Caja,

◆ Lo Convertimos a **GRAMOS** (1kg son 1000gr),

◆ Lo dividimos entre **CIEN,**

◆ y Tendremos para cuantas personas es dicha **RACION** de Bote.

◆ Te saldrá que es para **CINCO a DIEZ personas** de media, jejeje.

Al final nos encontraremos que ese **Botecito de Salsa** que nos echamos en nuestro plato, es todo lo que debemos **COMER en UN DIA,** para llevar una alimentación saludable.

LO COMPRENDISTES? Pues **YO TAMPOCO,** es tan complicado, con el solo Objetivo de NO ASUSTARNOS y hacernos **ENGORDAR.**

REPETIMOS¡¡¡

Siempre hablan de porciones, de 100 gramos (gr) por lo general, que es la ración que debemos tomar, así NO ASUSTAN las cantidades de:

⇨ **Carbohidratos.**

⇨ **Azucares.**

⇨ **Grasas Trans.**

Es hora de utilizar la **calculadora**:

◈ Miramos el **PESO** Total del Bote/Lata/Caja,

◈ Lo Convertimos a **GRAMOS** (1kg son 1000gr),

◈ Lo dividimos entre **CIEN,**

◈ y Tendremos para cuantas personas es dicha **RACION** de Bote.

◈ Te saldrá que es para **CINCO a DIEZ personas** de media, jejeje.

Al final nos encontraremos que ese **Botecito de Salsa** que nos echamos en nuestro plato, es todo lo que debemos **COMER en UN DIA,** para llevar una alimentación saludable.

LO COMPRENDISTES? Pues **YO un POQUITO,** es tan complicado, con el solo Objetivo de NO ASUSTARNOS y hacernos **ENGORDAR.**

Fuera sido más simple poner que es para CINCO PERSONAS o el TOTAL de CALORIAS y los Macro Nutrientes (carbohidratos + proteínas + grasas + ¿productos extraños?).

Pero **NO TE PREOCUPES,** te puse una **MI CESTA DE LA COMPRA** (Económica y Millonetis) para que sea algo más fácil y viable, y no te vuelvas "turumba", como a veces me sucede a mí, jajaja.

Capítulo 1.4. EL PRINCIP@ AZUL: LOS ADITIVOS

Cuántas veces hemos conocido un **sábado por la noche** en la discoteca al **príncipe o princesa azul** y por la mañana no hemos encontrado que es un **sapo/a?**.

No nos damos cuenta porque **utilizan aditivos**, como la **ropa de marca, zapatos** con estilo, colonia **Hugo Boss,** unas palabras sacadas de TV o la Wikipedia y un largo etc.

Ese mismo es el problema de los aditivos alimentarios que ocultan la realidad de los alimentos.

⇨ **TIPOS DE SAPOS, perdón ADITIVOS**

◆ Por la **mañana** el sapo/a puede ser **inofensivo** pero molesto como sucede con lo mayor parte de los aditivos alimentarios.

◆ En **ocasiones** con encontramos con sapos que **nos dañan o nos vacían la cartera** antes de marcharse lo mismo sucede con una parte de los **aditivos** que pueden **dañar** nuestra salud y hacernos **engordar.**

Recuerda, no compres alimentos con aditivos, sino cada día te encontraras con un sapo/a en nuestro comedor.

◆ **Lee las etiquetas,** para que no nos cuelen el sapo/a, y si no comprendes o conoces los ingredientes que lleva, **NO LO COMPRES.**

* Si fuéramos unos Genios como Einstein, nos aprenderíamos de memoria las miles de páginas de todos los aditivos y sus efectos, y así podríamos comprar los que tuvieran aditivos buenos (una minoría), que también existen, pero de momento, los Genios Súper Inteligentes, no abundan.

Capítulo 1.5. PRACTICANDO PARA SER POLITICO: ADULTERACION DE LAS PALABRAS

Decimos que los POLITICOS mienten o cambian el sentido de las palabras.

En realidad, son unos **principiantes** comparados con las **grandes multinacionales de la alimentación**, de las cuales son alumnos repetidores.

Significado real de las técnicas palabras que encontrarás en numerosos alimentos:

⇨ **BIO**: Esto es un **atraco**, vacía tu **cartera**.

⇨ **LIGTH**: Esto es un **atraco**, vacía tu **cartera** y de paso **engordar** unos kilos.

⇨ **ECO**: Paga **el doble.**

⇨ **CON FIBRA, CON OMEGA, CON BIFIDUS, CON**: Paga **el triple,** que mi nuevo **YATE es caro de mantener,** por algo que está en la fruta y verduras, pedazo de pardillo/a.

⇨ **SIN GLUTEN, SIN LACTOSA, SIN**: Paga el **triple**, por algo que no debes dejar de tomar, tu salud no me importa, **sólo importa vaciar tu cartera.**

⇨ **DIETAS**: Págame mi **FERRARI nuevo,** por algo que no funcionan a largo plazo, y **si enfermas, es tu problema** ya que no te damos garantía.

⇨ **REFINADO:** Modificado químicamente y **perjudicial para la salud,** y de regalo, te llevas unos **kilos extras de michelines.**

⇨ **0% GRASAS:** Añadir **Carbohidratos Refinados,** que nos hacen engordar.

Capítulo 1.6. EL DULCE VENENO: EL AZUCAR

El tabaco provoca **5 millones de muertos** al año, el azúcar casi **20 millones de muertos.**

Si Fumas, consumes Heroína y Cocaína, tienes menos posibilidades de enfermar que si tomas azúcar.

En **España** comemos un mínimo de **50 kilos** por persona al año, cuando lo **recomendable** es de **5 a 10 kilos** al año.

Ya sabemos que lo anterior no es suficiente motivo para dejar de consumir ese dulce veneno, jejeje.

Los **AZUCARES** junto con los **CARBOHIDRATOS Refinados**, es la razón fundamental de la epidemia de **OBESIDAD** y diabetes extendida por todo el mundo.

Si queremos estar *"chéveres"*, tendremos que decirle **ADIOS** a dichos *"falsos"* **alimentos.**

Los Estudios Científicos realizados sobre dicho veneno dulce, comparándolos con la Cocaína, se demostró que **era más fácil desengancharse de la "Coca" que del Azúcar**, así que toca sufrir.

Tenemos tres variedades de azúcar:

⇨ **Azúcar Blanca** (refinada) versus **Heroína**: NO la consumas, STOP.

⇨ **Azúcar Integral** de Caña versus **Cocaína**: NO la consumas, STOP.

⇨ **Miel** versus **Marihuana**: Aunque no sea lo más saludable del mundo y engorde, somos humanos y tenemos debilidades, limita su consumo todo lo que sea posible.

Empezamos….

Cuando vayas a **comprar** (refrescos, tomate, pizza, pasta, yogur, embutidos, snack, etc.) comprueba que **no llevan azúcar**, algo normal en el 99% de las veces, y NO lo compres.

Con ello reducirás tu consumo de 50 kilos a 25 kilos.

Las multinacionales de alimentación son más **listas que el "hambre",** y lo que han hecho es ponerle **otro nombre al azúcar** en las etiquetas, como la palabra **JARABE** o cualquier término que termine con **OSA** al final.

Utiliza **ESPECIES para condimentar,** tradicionales como albahaca, orégano, pimentón o exóticas como ajís, cúrcuma, Ras el Hanout..., sacian el apetito y no echaras de falta el dichoso veneno dulce.

Compra **miel de abeja de bosque o MIELINA** (en el Super ALDI la encontraras), que sólo tiene un 70% de azúcares de los cuales la mitad son azúcares saludables o fructosa.

Compra STEVIA (mejor en Herbolario, en otros lugares suelen llevar AZUCARES o ADITIVOS extras), u otro **edulcorante**, mientras te vas **DESENGACHANDO** del azúcar, pero recuerda es una **solución provisional,** no hay estudios Científicos serios a Largo Plazo, que nos garanticen que son saludables.

La Regla del Tercio:

◆ **STOP al AZUCAR** Blanca y/o Integral.

◆ **ADELANTE a la MIEL** de bosque.

◆ **DOBLE STOP** a los **alimentos envasados** (99% con azúcar).

Recuerda:

◆ Los **Miel** tiene **muchas calorías,** aunque sea sana, los BEBES no deben consumirla y los adultos con **moderación** o ENGORDAREMOS.

Capítulo 1.7. DR. JECKYLL Y MRS. HYDE: LA SAL

La **sal que compramos** es refinada, una mezcla de **cloro (eso llamado lejía)** más **sodio.**

El **SODIO es imprescindible** para la vida humana, pero tiene un pequeño problema, el cuerpo no expulsa lo que tomamos de más.

Y un **problema más "gordo",** te puede **matar si tomas de más,** el último estudio habla de casi **2 millones de muertos** al año.

Por consumo de HEROINA mueren un cuarto de millón de personas, tienes 800% más posibilidad de morir si consumes sal en exceso.

En España **se consume un 300% más de lo necesario** y ni te cuento en países como Gringolandia.

Lo de morirse es lo de menos, pero **te hace retener más líquido** y con ello **acumular más michelines.**

Tómala como han hecho nuestros abuelos durante milenios, **SAL NATURAL, una mezcla de 30 minerales** entre los cuales destacan el calcio, potasio, yodo, hierro, plancton marino, etc.

NO compres alimentos que **tengan sal,** pues llevarán sal refinada, condimenta con una sal marina de calidad que por un euro la puedes comprar en muchos supermercados.

Capítulo 2. MACRONUTRIENTES

EL BUENO, EL MALO Y EL FEO

Capítulo 2.1. MACRO QUE?

Pues eso, MACRO de **GRANDAZO**, lo que llevan en partes GRANDES todo lo que comemos, desde una fruta, a un lácteo, pasando por un filete y terminando por el pan.

Es lo que nos da la **ENERGIA para movernos**, correr, trabajar, estudiar y que también conocemos como CALORIAS.

Todo lo que echamos al estomago, **tienen UNO** de estos tres GRANDAZOS: **Carbohidratos, Ácidos Grasos y Proteínas.**

Es un **TRIO,** más antiguo que el explica la religión (Padre, Hijo y Espíritu Santo), eso en **las Pelis** (La Publicidad Actual) dicen que **UNO** es el **BUENO,** y los otros **DOS MALOS,** pero **son PELIS,** es **FANTASIA O MENTIRA.**

Y ese es uno de los graves problemas para **comer sano,** que nos hemos creído que una **peli publicitaria es la realidad,** así que debes antes de nada, acepta que las **pelis son fantasías o mentiras.**

A ver **si adivinas** cual dice que es el bueno de las pelis:

⇨ **Carbohidratos.**

⇨ **Ácidos Grasos.**

⇨ **Proteínas.**

A ver **si distingues la realidad**, y cuáles son los buenos**:**

⇨ **Carbohidratos.**

⇨ **Ácidos Grasos.**

⇨ **Proteínas.**

No te preocupes, pronto **lo descubrirás**, como un Buen Sherlock Holmes.

Capítulo 2.2. CARBOHIDRATOS: EL MALO DE LA PELI

Te engañe, o NO, tú creías que el malo de la peli eran los ácidos grasos, y ahora resulta que **son los carbohidratos.**

⇨ Repetimos, el **Malo de la Peli,** o **ENGORDAKILOS,** son los **carbohidratos.**

Otro **nombre** de los **carbohidratos es azúcares,** os suena?.

⇨ Repetimos, el otro **nombre** de los **CARBOHIDRATOS es AZUCARESSS.**

Ya sabemos que lo **Michelines** se forman por el **exceso de azúcares o carbohidratos** pero no todos son iguales.

Los carbohidratos son como los **grandes líderes políticos,** los hay **buenos** como **Gandhi** y **malos** como **Stalin.**

Hablemos de los **Azucares** o **Carbohidratos Refinados**, y la que nos hace ENGORDAR:

Gandhi son los llamados carbohidratos simples y los **Stalin** son los azucares (**carbohidratos**) dobles o **Refinados.**

⇨ **GHANDI** lo encontramos en la fructosa de la **fruta**, la Galactosa, de la de la **leche, yogur natural y quesos**, consúmelos sin miedo, pero sin excesos.

⇨ **STALIN** lo encontramos la sacarosa o el **azúcar blanco** que tanto consumimos, la **maltosa** o malosa, esa cerveza que tomamos cada noche.

⇨ Existe una **tercera categoría de líderes** políticos o carbohidratos, los **complejos,** que suelen ser **buenos** pero **se equivocan a veces**, provocando esos pequeños Stalin.

◆ Entre la **legión de seguidores stalinianos** de los azucares o *Carbohidratos Refinados*, destacan el **azúcar blanca, las harinas blancas,** y los cientos de **productos** que se hacen con los **ingredientes anteriores** (los refrescos, snack, galletas, pizzas, pasta, tomate frito, helados, pastelería...).

Otro nombre con el cual se le conoce a esta legión de seguidores son **azúcares refinados o calorías vacías.**

Si quieres ganar la guerra a los incordiantés michelines, **elimínalos** de tu compañía y sino **perderás la libertad y tú salud.**

◆ Los **líderes políticos** o carbohidratos **COMPLEJOS**, por lo general son **SANOS** y apenas engordan, las **legumbres** como lentejas, garbanzos, judías, los panes y harinas **integrales** (y sus derivados como pasta integral, pizzas integrales, etc.).

Arroz blanco o refinado, al quitarle su cáscara y sus vitaminas y minerales se comporta como un **seguidor** de los carbohidratos dobles **stalinianos**, así que **VIVA la democracia y el Arroz Integral.**

Una magnifica Guía para que no te engañen los líderes políticos o carbohidratos, es la Tabla de Índice Glucinio, que encontraras al final de este Librito.

La Regla del Tercio:

◆ **STOP a los STALINIANOS (Azúcar, Cerveza, Harinas refinadas).**

◆ **VIVA LA DEMOCRACIA (Frutas, Legumbres, Lácteos).**

◆ **DOBLE STOP** a los **alimentos envasados** o **MACRO Staliniano**

Repetimos:

◆ Los **STALINIANOS** son los **Carbohidratos Refinados** (Azúcar, Cerveza, Harinas refinadas y los alimentos del Super que lo llevan.) o **ENGORDAKILOS.**

Capítulo 2.3. PROTEINAS: EL BUENO DE LA PELI

Estudiamos en primaria del **cuerpo** está constituido por **células**, y que están vivas, para continúen vivas se **necesitan** una gran cantidad de **aminoácidos** y estos los encontrarás en las proteínas.

Si no consumes proteínas, tus células morirán y no te cuento las consecuencias, incluso enfermedades como el Alzheimer parecen estar vinculadas con ciertos tipos de proteínas dañadas en su cuerpo.

⇨ Repetimos, el **Bueno de la Peli**, o **MATA michelines,** son las **proteínas.**

Donde están las proteínas?.

⇨ En la **carne**, el **pescado**, los **lácteos**, los **huevos**, las **legumbres**, los frutos secos y en ciertas verduras.

Auto Preguntas de Peli:

⇨ En la carne?.

Si me dijeron que era mala. **Te Mintieron.**

⇨ No me gusta pescado¡

Ni a mí la pobreza en el tercer mundo, pero la realidad es que hay que comer pescado, de dos a cuatro veces a la semana.

⇨ Los lácteos engordan¡

Y el aire también, si respiras mucho. Te Informaron Mal.

⇨ Comer muchos huevos provoca colesterol¡

Más falso que un billete de 25 euros, todos los estudios científicos dicen lo contrario, documéntate.

⇨ Ah sí, las **legumbres son buenas** eso ya lo sabía¡

◆ Algo había escuchado que los **frutos secos son buenos**, así que voy a ponerme hasta el pico de cacahuetes, pipas y otras golosinas¡

Todo lo que ha nombrado NO son frutos secos, son semillas, como el trigo, de las cuales no conviene abusar.

⇨ Los **frutos secos proceden de los árboles**, como las almendras, las nueces, las avellanas, los piñones, etc.

La Regla del Tercio:

◆ **COME PROTEINAS** cada DIA, **o ENFERMERAS.**

◆ **EL PESCADO** AZUL **ES PURA PROTEINA** y es **ANTIMICHELINES.**

◆ **NO ABUSES** DE LAS CARNES Y FRUTOS SECOS.

Repetimos:

◆ El **Bueno de la Peli**, o **MATA michelines,** son las **proteínas.**

◆ **NO** a las de **LABORATORIO** O TRANS, como la **SOJA**, repito, **NUNCA JAMAS SOJA**, ya que es un ENGORDAKILOS.

Capítulo 2.4. ACIDOS GRASOS: EL FEO DE LA PELI

Pero si me habían **contado** que era el **malo de la peli**¡ Las malvadas grasas que me hacen engordar.

◆ Lo que **tu llamas grasas**, son los **MICHELINES** (la barrigaza de toda la vida, jejeje), y esto **se crean** por el exceso de **Azucares o Carbohidratos Refinados o Stalinianos**, la publicidad es muy poderosa, pero la realidad científica lo es más, para personas informadas, jejeje.

⇨ Repetimos, los **MICHELINES**, son **Azucares o Carbohidratos Refinados.**

Contemos la **historia de los Tres Hermanitos** y se les "acoplo" un Gremlin a la familia:

⇨ **Ácidos grasos saturados:** Lo que conocemos como carnes, es el hermano mayor, un poco pesado, solo hay que aguantarlo un par de veces en semana, sino nos engorda.

⇨ Ácidos grasos monoinsaturados: El mas pequeñín de los hermanos, conocido como acido oleico o aceite de oliva virgen, solo da alegrías y nos hace tener una vida más sana y alegre.

⇨ **Ácidos grasos poliinsaturados:** El mediano, que tiene múltiples personalidades, pero las que destacan es:

◆*Omega 3*, lo encontraras en los pescados azules, y actúa como el hermano pequeñín, nos da alegrías y nos hace tener una vida más sana y alegre.

◆*Omega 6*: lo encontraras en los aceites de semillas, como el girasol, que se porta como la SAL, la necesitamos, pero si consumimos en demasía enfermamos, y tomamos un 600% más de lo recomendable para nuestra salud, y de regalo nos trae unos kilos extras de michelines.

⇨ **Ácidos grasos trans:** El Gremlin que surgió en un laboratorio en el S.XX.

Coges aceite poco saludable barato como girasol refinado y le pones HIDROGENO (el mismo que llevan los zeppelín, además creo que es un componente de las bombas atómicas, jejeje.) y obtienes MARGARINA, luego le pones que tiene 0% grasas, y te forras.

Eso sí, los incautos que consuman ácidos grasos trans o hidrogenados, aparte de consumir algo mas cancerígeno que el Tabaco, se llevan como detalle otro par de kilos en su cuerpo macizo, jejeje.

⇨ **Colesterol,** todos me hablan mal de Él?.

Por hablar, **se habla hasta los codos**, lo que no te dicen, es que **si no tienes colesterol te vas al otro barrio.**

Lo que tampoco te dicen, es que para que funcione el cuerpo y el cerebro, se necesita colesterol.

Y por supuesto, que el nivel de colesterol recomendado varía según país y época, aquí lo recomendable es 200, en otros lares 240.

¿Cuál es la verdad absoluta?

Ni los mejores científicos se han puesto de acuerdo, es solo **una referencia**, como decir que cada español adulto tiene 1,5 casas en propiedad, habrá quien tenga 1, otras 0 y otras 3.

La Regla del Tercio:

◆ **LIMITA las CARNES** o Ácidos grasos saturados.

◆ **A DIARIO Aceite de Oliva Virgen Extra** o Ácidos grasos monoinsaturados.

◆ **ELIGE AL BUENO O OMEGA 3**, que está en los **PESCADOS AZULES** o Ácidos grasos poliinsaturados.

◆ **HUYE del Gremlin** o Ácidos grasos trans, o te hará **ENFERMAR.**

Repetimos:

◆ El **Feo de la Peli**, pero NO el malo, son los ácidos grasos.

◆ Los **MICHELINES** se crean por los son **Azucares o Carbohidratos Refinados.**

◆ Los **Ácidos grasos trans, NO COMPRAR NI COMER**, ya que son unos Gremlin **ENGORDAKILOS.**

Capítulo 3. EL PAIS DE LOS GNOMOS: MICRONUTRIENTES

A LA FARMACIA: VITAMINAS

Y

COMIENDO PIEDRAS: MINERALES

Capítulo 3.1. MICRO QUE?

Pues eso, Micro de **PEQUEÑAJO**, lo que llevan todos los alimentos en partes enanas, y que no podemos ver (igual que los billetes de 500€, jejeje).

Todo lo que echamos al estomago, y que es **ANTIMICHELINES**, lleva esos pequeñajos.

Todo lo que echamos al estomago, y que es **PROMICHELINES, NO** tiene estos pequeñajos, también conocido como **COMIDA BASURA.**

Si NO COMES estos pequeñajos, **ENGORDARAS** y de paso, en poco tiempo, tendremos que **ir a UN FUNERAL.**

Son dos compis de juerga:

⇨ **Vitaminas.**

⇨ **Minerales.**

Capítulo 3.2. A LA FARMACIA: VITAMINAS

Yo las **compro en las Farmacia***¡¡¡*

Pues haces el pardillo "Burt Lancaster".

⇨ El **cuerpo elimina el exceso de vitaminas**, igual que tú estás eliminando o **tirando tu dinero** a comprar vitaminas en la farmacia.

*Entonces **paso de tomar** vitaminas¡¡¡*

⇨ Si dejas de tomar vitaminas tendrán unos efectos como: te **quedarás cegato, serás bajito**, aumentarán los radicales libres, te **resfriaras más**, tu piel envejecer a antes, tu **cerebro** funcionará **más lento**.

Entonces qué hago¡¡¡

⇨ **Sencillo y Barato,** comer **fruta y verdura** de temporada, **lácteos, pescado** azul y carnes.

Algunas de las Vitaminas más importantes y necesarias para nuestra salud y de paso controlar nuestro peso:

⇨ *Vitamina A¡* También conocida como Retinol, que por cierto lo venden en la **farmacia a 30 euros para pardillos** y nos protege del envejecimiento de la piel entre otras efectos positivos.

Donde la podemos obtener: En la **mantequilla**, y en una serie de **frutas y verduras** como la zanahoria, la batata, la espinaca, el brócoli, el melón, y sin olvidar el **vino tinto.**

⇨ Vitamina B2¡ Facilita convertir los carbohidratos o azúcares que engordan en ácidos grasos saludables, que no engordan y nos protege de los problemas visuales como quedarnos cegato.

Los encontrarás en las **especies**, hierbas aromáticas, los **pimientos**, en ciertos **frutos secos** y por supuesto en el **pescado azul.**

⇨ Vitamina B6¡ Protege el sistema inmunológico del cuerpo, combatiendo las enfermedades, así nos referiremos menos, también regula nuestro estado de ánimo, es decir, no estaremos siempre de mal humor haciendo la vida imposible a nuestros amistades o pareja.

Lo encontrarás en el **plátano, aguacate**, ciertos frutos secos, **carnes de aves, legumbres** y por supuesto en el pescado azul.

⇨ Vitamina B 12¡ Protege y mantiene nuestro cerebro o también denominado sistema nervioso central.

Lo encontrarás en las carnes, **huevos** y **productos lácteos.**

⇨ Vitamina C¡ Es un importante antioxidante que nos protege de los radicales libres, aparte sirve para regenerar nuestros músculos, la piel y los dientes.

Los encontrarás en lo **cítricos** (naranja, limón mandarinas), el kiwi, la fresa, **tomates**, batata y en los pimientos.

⇨ Vitamina D¡ Ayuda a absorber el calcio, con lo cual aparte de ser más altos y guapos, los hace más resistente a la caídas o golpes.

Lo obtenemos **tomando el sol** o comiendo **pescado azul.**

¡Ya sabes no vacíes tu cartera en la farmacia, te saldrá más económico comprar fruta, verdura, pescado, legumbre, lácteos y carnes.

La Regla del Tercio:

◆ **STOP a la FARMACIA, o ENFERMARA tu CARTERA.**

◆ **VIVA las VITAMINAS, tómalas a DIARIO para ser más "chévere".**

◆ **YES a la FRUTA, VERDURAS, LACTEOS, PESCADO AZUL...**

Capítulo 3.3. COMIENDO PIEDRAS: MINERALES

Comer piedras, uahhh¡¡¡

Somos el organismo más complejo de la naturaleza y necesitamos una serie de minerales para qué se **desarrolle nuestros huesos y la piel** y coagule la sangre, entre otros factores.

⇨ **Imagínate si huesos y sin piel**, seríamos una célula, jejeje.

Algunos de los minerales que SI o SI debemos consumir:

⇨ Calcio¡ Fundamental para nuestros huesos ya sea en nuestra infancia para ser altos o cuando somos adultos para fortalecerlos y evitar tener huesos cristal.

La principal fuente de calcio es la **leche fresca**, los **yogures naturales**, los **quesos** frescos y curados.

⇨ Fósforo¡ Es la pareja imprescindible de calcio, sin el no creceríamos y nuestros huesos se romperían.

Las principales fuentes son los **pecados azules**, frutos secos, **legumbres**, lácteos y carnes.

⇨ Sodio¡ lo encontrarás en la Sal, que ya comentamos.

⇨ Potasio¡ Aparte de potenciar crecimiento y fortalecer los músculos, se utiliza para descomponer los carbohidratos o azúcares, y protege al corazón de infartos.

Lo encontrarás en el **pescado azul**, **plátano**, lácteos, frutos secos y en la frutas como **los cítricos**.

⇨ Hierro¡ Si no lo tomamos, padeceremos anemia, cansancio y nos faltara energía para movernos.

Lo encontrarás en las **legumbres**, como las lentejas, en las **carnes rojas**, en los frutos secos, en la especies y en ciertas verduras (**acelgas y espinacas**).

⇨ Yodo¡ Lo necesitamos para transformar lo que comemos en energía si no lo hiciéramos moriríamos.

Lo puedes encontrar en el **marisco**, el **pescado** azul y blanco, además de los lácteos, sin olvidar los **cereales integrales**. De las verduras destacan el ajo, las acelgas, las espinacas, la cebolla y el pepino.

¡¡¡Ya sabes si tienes ser alto, resistente, ser activo, y engordar poco, a comer piedras¡¡¡.

La Regla del Tercio:

◈ **COME PIEDRAS** cada DIA, o SERAS una CELULA.

◈ **STOP a la FARMACIA, o ENFERMARA tu CARTERA.**

◈ **YES a la FRUTA, VERDURAS, LACTEOS, PESCADO AZUL...**

Capítulo 4. QUE FUE ANTES? EL HUEVO O LA GALLINA

LA PIRAMIDE NUTRICIONAL

Capítulo 4.1. LA PIRAMIDE NUTRICIONAL

El Huevo o la Gallina, esa es la decisión que debemos tomar si seguimos los "recomendaciones" más habituales:

⇨ **OFICIAL**, que siempre es un **clon** de las que recomiendan las **Company S.A.**

⇨ **COMPANY** S.A, de las **grande Multinacionales**, que promueven los **productos** que ellos **venden.**

La única conclusión es que en las últimas décadas se han **multiplicado por 1000% las enfermedades** vinculadas a una **alimentación** insana:

◆ **Diabetes.**

◆ **Obesidad.**

◆ **Demencias.**

◆ **Cáncer.**

◆ **Infartos, etc.**

⇨ **PIRAMIDE SALUDABLE,** basadas en **estudios científicos** (no subvencionados por las COMPANY S.A) y **experiencias positivas.**

Por mi parte, decidí tomar la **PIRAMIDE SALUDABLE**, con un resultado positivo, de **mejoría de la salud y perdida de docenas de kilos.**

Capítulo 4.2. OFICIAL & COMPANY

⇨ La **Primera** Recomendación **OFICAL & COMPANY** S.A es consumir **Carbohidratos Refinados o Azucares** a mansalva.

Los Homínidos tenemos varios millones de años, y el consumo de carbohidratos comenzó hace solo 10.000 años, menos del 1% de nuestra evolución.

Actualmente **más del 50%** de nuestra alimentación **son carbohidratos**, solo hace falta documentarse para comprobar que **mayor consumo** de **Carbohidratos Refinados o Azucares, mayor** porcentaje de **obesidad y diabetes.**

Publicitariamente nos "informan" que sean **carbohidratos refinados o de rápida absorción**, un invento del S. XX, que representa menos del 0,001% de nuestra historia como homínidos.

◆ **Rápida absorción,** quiere decir, que se convierten en **MICHELINES** automáticamente, ni hacer **Running** (CORRERRR) evitaría que **ENGORDES.**

Paradójicamente existen **numerosos estudios** que demuestran sin dudas que los **Carbohidratos Refinados**, provocan **efectos dañinos** en la salud.

⇨ La **Segunda** Recomendación **OFICAL & COMPANY** S.A es realizar un mínimo de varias **HORAS** diarias de **deporte.**

Quien puede **dedicar** ese **tiempo diario**?.

Ni mis conocidos que son **Funcionarios** (ya sabemos que trabajan poquitas horas, jejeje) pueden dedicar tal volumen de **tiempo** a dicha actividad **física**.

Si observas en un **Gym**, veras **usuarios habituales**, que tratan de realizar dicha recomendación, hacer deportes **varios días a la semana** y siguen con el **mismo problema de sobrepeso.**

Esta "**recomendación**" me recuerda a la contestación que dio cierto Presidente del Gobierno, que cuando le preguntaron cuanto valía un Café, contesto 0,60€, que vivía en su mundo privado e idílico, **alejado de la realidad social.**

⇨ La **Tercera** Recomendación **OFICAL & COMPANY** S.A es consumir **pocos Lácteos** (leche, yogurt, queso), **Pescado y Carnes** (blancas y magras).

Olvidan de aportan gran cantidad de **micronutrientes**, como las vitaminas y minerales, imprescindibles para el correcto funcionamiento de nuestro **metabolismo**, el **sistema inmunológico** que nos protege de las enfermedades y facilitan un mayor desarrollo de nuestro cuerpo, y eso no lo digo yo, sino numerosos estudios científicos.

◈ También olvidan que ha **mayor consumo** de **lácteos, pescados, legumbres,** frutas, verduras y carnes, con **menor consumo de Carbohidratos Refinados,** hay diferentes estudios que validan una **menor obesidad** (serás mas **DELGADOOO**) y **enfermedades** asociadas como diabetes, enfermedades circulatorias, hipertensión, anemia, y un largo etc.

Capítulo 4.3. LA REALIDAD PROHIBIDA

Si quieres estar saludable y no coger esos odiosos MICHELINES, el **consumo** de debe ser **lógico:**

MACRONUTRIENTES

⇨ **Proteínas: 1/3** de nuestra alimentación.

⇨ **Ácidos Grasos: 1/3** nuestra alimentación.

⇨ **Carbohidratos NO** refinados: **1/3** nuestra alimentación.

REPETIMOS OTRA VEZZZ

Si quieres estar saludable y no coger esos odiosos michelines, el **consumo** de debe ser **lógico:**

MACRONUTRIENTES

⇨ **Proteínas: 1/3** de nuestra alimentación.

⇨ **Ácidos Grasos: 1/3** nuestra alimentación.

⇨ **Carbohidratos NO** refinados: **1/3** nuestra alimentación.

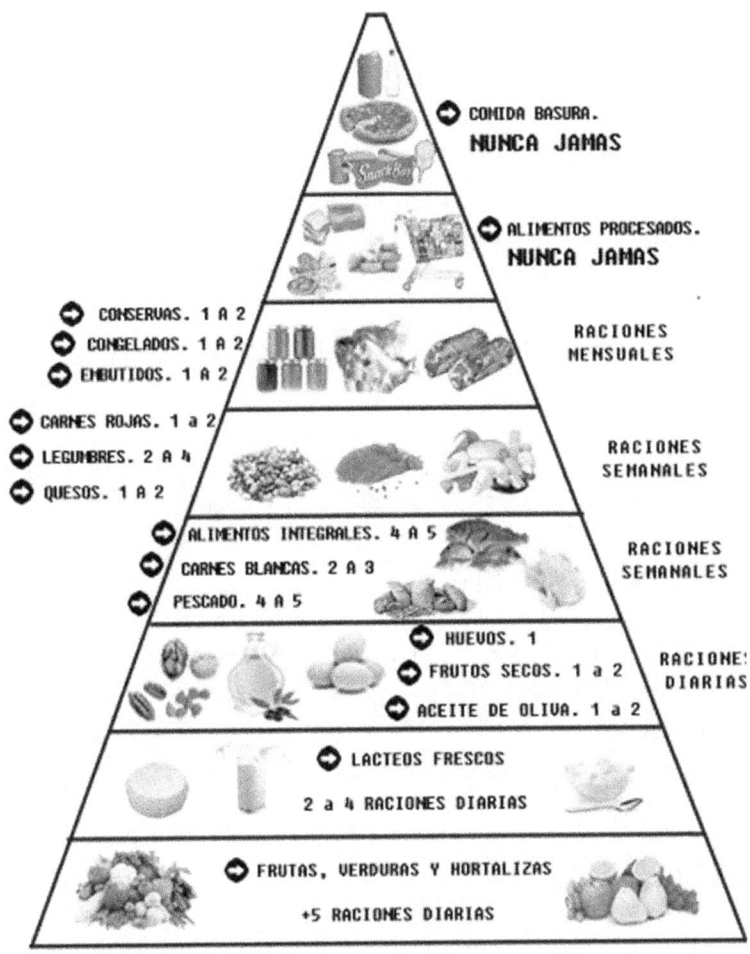

COMIDA BASURA.
NUNCA JAMAS

ALIMENTOS PROCESADOS.
NUNCA JAMAS

CONSERVAS. 1 A 2
CONGELADOS. 1 A 2
EMBUTIDOS. 1 A 2

RACIONES
MENSUALES

CARNES ROJAS. 1 a 2
LEGUMBRES. 2 A 4
QUESOS. 1 A 2

RACIONES
SEMANALES

ALIMENTOS INTEGRALES. 4 A 5
CARNES BLANCAS. 2 A 3
PESCADO. 4 A 5

RACIONES
SEMANALES

HUEVOS. 1
FRUTOS SECOS. 1 a 2
ACEITE DE OLIVA. 1 a 2

RACIONES
DIARIAS

LACTEOS FRESCOS

2 a 4 RACIONES DIARIAS

FRUTAS, VERDURAS Y HORTALIZAS

+5 RACIONES DIARIAS

PIRAMIDE SALUDABLE

Capítulo 4.4. RECAPITULEMOS

⇨ **LA BASE DIARIA**

◈ Los Colores del Arcoíris: **Frutas, Verduras y Hortalizas Frescas.**

◈Adiós al Colesterol: **Lácteos Frescos (Leche Fresca, Yogurt Natural y Queso Fresco).**

⇨ **EL APOYO DIARIO**

◈Adiós al Colesterol: **Aceite Oliva, Frutos Secos y Huevos.**

⇨ **LA BASE SEMANAL**

◈ La Eterna Adolescencia: **Pescados, Carnes Blancas y Alimentos Integrales.**

⇨ **EL APOYO SEMANAL**

◈ Legumbres and Proteínas: **Legumbres, Carnes Rojas y Quesos.**

⇨ **EL APOYO MENSUAL**

◈ Conservas en Aceite Oliva SIN aditivos.

◈ Congelados SIN aditivos.

◈ Embutidos SIN aditivos.

⇨ **NUNCA JAMAS O LOS ENGORDA KILOS**

◈ Alimentos Procesados.

⇨ **DOBLE NUNCA JAMAS O BASUREANDO**

◈ Comida Basura.

Capítulo 5. LOS COLORES DEL ARCOIRIS

ENAMORATE FRUTA Y REENAMORATE VERDURAS

MI CARRITO DE LA COMPRA

MITOS Y LEYENDAS

CESTA ECONOMICA

CESTA MILLONETIS

REGLEANDO

Capítulo 5.1. LOS COLORES DEL ARCOIRIS

Rojo, Naranja, Amarillo, Verde, Azul y Blanco, eso son los colores que mi vista alcanza a identificar, jejeje.

La Fruta y la Verdura es la **BASE** de nuestra **alimentación** y debemos consumirla a **DIARIO,** y deben ser de **todos** los **colores del arcoíris.**

◆ Uuuhhh, **es muy difícil¡**

Que va..., una buena **ensalada** al mediodía que lleve **Tomates, Lechuga, Cebolla, Pepino, Zanahoria, Aceitunas, Aceite de Oliva y Queso Fresco,** te aporta los micronutrientes necesarios y abarca la mayor parte del arcoíris.

◆ Pero faltan **Colores¡**

Por la noche unas ricas **Naranjas** rociadas con aceite de oliva y **Aceitunas Negras,** con un poco de Sal Azul de Persia.

◆ Te siguen faltando...¡

Algo habrá **que picar entre horas,** un Plátano (full potasio) o una Manzana (full fibra), sacian el apetito hasta la hora de la comida.

◆ **Solo un** Plátano para Picar¡

Puedes tomar plátano, pomelo, manzana, pera, kiwi, fresas o cualquier fruta, lo **importante es que sean diferentes.**

Pero no me dices la Cantidad¡

Yo tomo al día un kilo de fruta y verduras, que te puede servir de referencia, pero cada persona es un mundo, y yo soy grandote (varón de 1,85 y llevando una vida activa, y enemigo del soffing o flojing.).

◆ Entonces Comeré de **todos los tipos¡**

Hay **dos excepciones, maíz y patata,** que tiene demasiado **almidón y azucares (carbohidratos refinados o stalinianos),** que provocan **michelines,** suprímelas de tu dieta, o por lo menos limítalas.

⇨ Recuerda, la **PATATA** y el **MAIZ** son unos **ENGORDAKILOS.**

◈ Pero soy un **hincha de la Patata,** Noooo...¡

Sustitúyelas por el **boniato/batata** y por la **Yuca** si es destinada a guisos.

Si las empleas como **guarnición,** sustitúyelas **por verduras como brócoli, col, alcachofas, espárragos, setas, coliflor, guisantes,** etc.

◈ A **freirrrr** mis verduras¡

NO, al **aceite** las altas **temperaturas** cambia sus **propiedades físicas** (se convierte en un **gigantesco carbohidrato refinado o azucares**) de los alimentos, solo debemos dorarlos con una o dos cucharadas de aceite y terminar asándolos o guisándolos, sino engordaremos mas aunnn.

. ⇨ Recuerda, el **aceite frito** es uno de los peores **ENGORDAKILOS.**

Capítulo 5.2. ENAMORATE DE LA FRUTA

De Cuales debes **Enamorarte**?.

En **la variedad** está el Gusto, consume todas las Frutas de **Temporada**.

Porque de **Temporada**?.

Tienen **más vitaminas y minerales** (lo que nos hace más alto/a, más guapo/as, más inteligentes), fortaleciendo tu Corazón.

Y Cuáles Son?.

Lo sabrás nada más verl@s, pero si eres un poco despistad@, son las **más baratas**, ya que al haber **muchas disponibles**, su precio es la mitad.

Te incluyo Guía Básica de Frutas de Temporada al final de este Libro, pero si pones "Guía de Frutas de Temporada" en Google, te saldrán un montón de carteles y/o folletos con colores para que puedas imprimir, y ponerlo al lado de tu nevera, jejeje.

Capítulo 5.3. REENAMORATE DE LA VERDURA

De Cuales debes **ReEnamorarte**?.

En la variedad está el **Gusto**, consume todas las Verduras de **Temporada**.

Porque de **Temporada**?.

Tienen más **vitaminas y minerales**, fortaleciendo tu Corazón.

Y cuáles son?.

Las **más baratas**, ya que al haber **muchas disponibles**, su precio es la mitad.

Te incluyo Guía Básica de Verduras de Temporada al final de este Libro, pero si pones "Guía de Verduras de Temporada" en Google, te saldrán un montón de carteles y/o folletos con colores para que puedas imprimir, y ponerlo al lado de tu nevera, jejeje.

.

Capítulo 5.4. MI CARRITO DE LA COMPRA: MITOS Y LEYENDAS

Metodología o **Como Comprar**?.

Revisa la **Guía** de Frutas y Verduras de **Temporada**, para recordar lo que debes comprar.

Vas a Comprar Fruta, NO Manzanas, **NO vayas** con una **idea prefijada, adquiere** la que haya más **cantidad,** que es la más **económica,** ya compraras otro día esa fruta que te encanta pero daña tu cartera (y tu corazón de paso).

Calidad O Estética?.

La **Calidad** de la Fruta y Verduras **no depende de la Estética,** sino del Terrier como dicen los franceses o Terreno:

⇨ Los **Minerales** que había en la **Tierra** que cultivo, y que la Fruta y Verdura se comió.

⇨ El **Sol** que **recibió** y que se transformo en Vitaminas en la Frutas y Verduras.

⇨ El **Agua** que la baño, que es el CALCIO de las Frutas y Verduras.

◆ **NO** compres Frutas o Verduras **PERFECTAS.**

• Procederán de **semillas transgénicas.**

• Criados en **macroinvernaderos.**

• Mezclas **químicas** en sustitución de la tierra.

• Bombillas **halógenas** en lugar del sol, etc.

Tiempo o Cuando Comprar?.

Dedica un mañana **a la Semana** a ir al **Mercado** (yo voy los sábados a las ocho de la mañaneja, jejeje), o en su defecto, utiliza **el móvil** para **comprobar las**

Ofertas de Frutas en los Supermercado, así también averiguaras que tienes **más funciones** que **el Whatsapp, Facebook, Badoo y Meetic.**

Recuerda:

⇨ Hay algunas Frutas y/o Verduras que tiene muchos azucares (aunque sea sanejos como la fructosa) y esas debes limitar su consumo.

◆ Las Frutas y/o Verduras **Tropicales** todas tienen muchos azucares (cómelas muy poquito o engordaras).

◆ La Sandia, El Melón, Las Uvas and Company tienen muchos azucares (cómelas muy poquito o engordaras).

◆ En la Tabla de Índice Glucemico o Azucares, que esta al final del libro, te dice cuales son los debes evitar para No engordar, aunque te hago un resumen:

• Las de Índice Glucemico o I.G. de 0 a 30 o BAJO, comerlas sin miedo.

• Las de Índice Glucemico o I.G. de 30 a 50 o MEDIO, comerlas con moderación.

• Las de Índice Glucemico o I.G. de 50 a 100 o alto, limítalas o ENGORDARAS

• Aquí tienes un Índice Glucemico súper completo, utilízalo: www.montignac.com/es/buscar-el-indice-glicemico-ig-de-un-alimento/

Capítulo 5.5. MI CARRITO DE LA COMPRA: MI CESTA ECONOMICA

Las adquirirás baratas en el **Mercado Tradicional** donde iban nuestros **Padres/Abuelos**, cuando era más fácil enamorarse.

⇨ **MERCADO TRADICIONAL** y/o Frutería de de Barrio.

⇨ **Ofertas** en Supermercados LIDL y/o DIA.

⇨ **Frutas** y Verduras **ECOilógicas** en ALDI.

Capítulo 5.6. MI CARRITO DE LA COMPRA: MI CESTA MILLONETIS

Los Supermercados, también tiene **frutas de temporada**, acompañadas de otras que NO lo son (SI NO SON DE TEMPORADA, tienen MUY POCAS VITAMINAS Y MINERALES).

Si te **sobra** la "**Plata**", y te **falta** "**Tiempo**", puedes adquirirlas en estos Súper, pero memoriza o llévate la Guía de Frutas de Temporada, que encontraras al final de este libro.

⇨ **Sección Frutería** y Verduras CARREFOUR y/o MERCADONA.

⇨ **Frutas** y Verduras **ECOilógicas** en Carrefour y/o Tiendas Ecológicas.

.

Capítulo 5.7. REGLEANDO

La Regla del Tercio:

◆ **COMPRA** SOLO FRUTA Y VERDURAS DE **TEMPORADA**.

◆ **NO COMPRES** FRUTAS O VERDURAS **PERFECTAS**.

◆ COME **MINIMO** AL DIA, DE **CINCO** COLORES DIFERENTES **Diarias**.

Recuerda:

◆ Las **FRUTAS EXOTICAS** tienen mucho azucares y son unas **ENGORDAKILOS**.

◆ La **PATATA** y el **MAIZ** son unos **ENGORDAKILOS**.

◆ El **aceite frito** es uno de los peores **ENGORDAKILOS**.

Capítulo 6. ADIOS AL COLESTEROL

LACTEOS, CAFÉ E INFUSIONES, FRUTOS SECOS, ACEITE VEGETAL, HUEVOS.

MI CARRITO DE LA COMPRA

MITOS Y LEYENDAS

CESTA ECONOMICA

CESTA MILLONETIS

REGLEANDO

Capítulo 6.1. LACTEOS.

Cuales Consumir?.

⇨ **Leche Fresca Entera.** Tienen más micronutrientes (las **famosas vitaminas y minerales**, que nos hace más **alto/a**, más **guapo/as**, más **inteligentes**) y sacia mas, y paradójicamente las personas que la consumen entera engordan menos que las que toman desnatada o light.

⇨ **Yogurt Natural** o Yogurt Griego Natural, ya le añadirás miel si te apetece.

⇨ **Queso Fresco**, tipo **Burgos,** Mozzarella o Requesón.

Cuanto?.

⇨ De **Dos a Cuatro Raciones Diarias.**

Ejemplo: Un vaso de de leche al desayuno, 50gr de queso en la ensalada y un yogurt en la cena

NO Consumir?.

◆ Los que tengan **ingredientes "adicionales"**, si vas a comprar Yogurt, que sea Leche Entera + Bacterias, si tienen extras, no los compressss.

◆ NO Leche **Condensada**, Leche **Evaporada**, Leche de Soja y otras **PSEUDO** Leches.

⇨ Los **LACTEOS FRESCOS** tienen más micronutrientes (las **famosas vitaminas y minerales**, que nos hace más **alto/a**, más **guapo/as**, más **inteligentes**).

Capítulo 6.1. LACTEOS. MI CARRITO DE LA COMPRA. MITOS Y LEYENDAS

Metodología o **Como Comprar**?.

Haz tu **Lista de Compras** del Súper en Casa, y cúmplela al 100%.

Calidad o **Marketing**?.

Comprar una **MARCA televisiva** no garantiza que sean de Calidad, por regla general, lo contrario, son **NO CALIDAD**.

⇨ Cómpralos por su **calidad NUTRICIONAL***, **NO** por su calidad **PUBLICITARIA**.

*La **Calidad NUTRICIONAL,** depende en parte de lo que los franceses llaman Terrier:

◆ Lo que **COME** la Vaca y/o Cabra y/o Oveja: si es **hierba es supersano**, si le dan piensos compuestos de maíz, soja, huesos es insano.

◆ El **SOL** que toman las Vacas y/o Cabras y/o Ovejas: si es **SOL de toda la vida**, tienen más vitaminas, y si son Bombillas, tiene las mismas que las bombillas, jejeje.

◆ Lo que **CAMINAN** las Vacas y/o Cabras y/o Ovejas: Pues eso, caminar nos vuelve más sanos, pues recuerdan cuando le perseguían un Lobo Feroz, es la dichosa Evolución (un tal Darwin comento algo sobre ello, lee algún libro de ese señorito, si quieres saber mas, jejeje), en cambio, las que están sin moverse, enferman mas y tienen menos vitaminas and minerales.

Tiempo o Cuando Comprar?.

Comprando una vez a la semana es suficiente, aunque son **productos frescos**, que están en la **Sección de Refrigerados** de los Súper, se mantienen perfectamente una semana en la nevera.

Capítulo 6.1. LACTEOS. MI CARRITO DE LA COMPRA. MI CESTA ECONOMICA

⇨ BASICOS.

◆ **Leche Fresca Entera.** (Botella de plástico).

Marca Milbona. LIDL y/o Marca Muh. ALDI

◆ **Yogurt Natural y/o Griego.**

Griego. Marca Milbona (pack 6). LIDL y/o Natural. Marca Gutbio. ALDI

◆ **Queso Fresco de Burgos.**

Marca Roncero. LIDL y/o Marca Valblanc. ALDI

⇨ ALTERNATIVAS (por si apetece variar un dia).

◆ **Yogurt Griego Natural.**

Marca El Cantero de Letur. ALDI

◆ **Cuajada de Oveja.**

Marca Milsani. ALDI

◆ **Queso Fresco de Cabra.**

Marca Camino de Tormes. ALDI

◆ **Requesón** (o Queso Fresco Granulado).

Marca Roncero. LIDL y/o Marca Milsa. ALDI

◆ **Queso Mozarela de Vaca.**

Marca Lovilio. LIDL y/o Marca Casale. ALDI

◆ **Queso Feta Vaca.**

Marca Eridanaus. LIDL

⇨ OPCIONALES (sanejos pero caros, pruebalos de vez en cuando).

◆ **Yogurt Oveja Natural.**

Marca El Cantero de Letur. ALDI

◆ **Queso de Cabra Eco.**

Marca Sujaira. ALDI

◆ **Queso Mozarela de Búfala**.

Ofertas periódicas. LIDL

◆**Queso Feta Oveja y Cabra.**

Ofertas periódicas. LIDL

Capítulo 6.1. LACTEOS. MI CARRITO DE LA COMPRA. MI CESTA MILLONETIS

⇨ BASICOS.

◈ **Leche Fresca Entera.** (Botella de plástico).

Marca Puleva. CARREFOUR y/o Marca Carrefour. CARREFOUR

◈ **Yogurt Natural.**

Marca Carrefour Bio. CARREFOUR

◈ **Queso Fresco de Burgos.**

Marca Burgos de Arias. CARREFOUR y/o Marca Hacendado. MERCADONA

⇨ ALTERNATIVAS (por si apetece variar un dia).

◈ **Queso Fresco de Cabra.**

Marca Granja Rinya. CARREFOUR y/o Marca Montesinos. MERCADONA

◈ **Requesón.** (Queso Fresco Granulado).

Marca Margui. CARREFOUR y/o Marca Montesinos. MERCADONA

◈ **Queso Mozarela de Vaca.**

Marca Carrefour. CARREFOUR y/o Marca Hacendado. MERCADONA

⇨ OPCIONALES (sanejos pero caros, pruebalos de vez en cuando).

◈ **Yogurt Natural de Cabra.**

Marca Carrefour Bio. CARREFOUR

◆ **Yogurt Natural de Oveja.**

Marca De Nuestra Tierra. CARREFOUR

◆ **Cuajada Natural de Oveja.**

Marca De Nuestra Tierra. CARREFOUR

◆ **Queso Mozarela de Búfala.**

Marca Galbani. CARREFOUR y/o Marca Zanetti. MERCADONA

◆ **Queso Feta Oveja y Cabra.**

Marca Dodoni. CARREFOUR

Capítulo 6.1. REGLEANDO

La Regla del Tercio:

◆ COMPRA y **TOMA** CADA DIA UN VASO **LECHE FRESCA ENTERA.**

◆ COMPRA y **TOMA** CADA DIA UN **YOGURT NATURAL.**

◆ COMPRA y **TOMA** CADA DIA UN TROZO **QUESO FRESCO.**

Recuerda:

◆ La Leche de Cartón, **NO es FRESCA.**

◆ La mayor parte de los **Yogures,** de **Natural** solo tiene el **NOMBRE**, solo debe poner **Leche Entera + Bacterias,** si tiene otros **extras, NO COMPRAR.**

◆ La mayor parte de los **Quesos Frescos,** de Fresco y/o Natural solo tiene el **NOMBRE**, solo debe poner **Leche Entera + Bacterias + Cuajo,** si tiene otros **extras, NO COMPRAR.**

Una pregunteja? **Porque** son Frescos.

◆ Porque han sido **hervidos a MENOS** de 100 grados, de 60º a 80º, así no se ASESINAN a todas esas bacterias, enzimas y sus aliados, las vitaminas y minerales.

Otra pregunta. Y si la tomo CRUDA?.

◆ **NOOO**, hay gérmenes malos malísimos, que si no se hierve los lácteos, te harán enfermar como mínimo.

Otra repregunta. Y eso de pasteurizada, esterilizada, ultra pasterizada, UHT, UVT...

◆ Pasteurizada significa **FRESCA,** hervida de 60 a 80 grados.

◆ Esterilizada (**de ESTERIL**) significa que esta hervida de 110 a 130 grados, y **NO es fresca.**

◆ Ultra pasterizada, UHT y otros términos raros, significa que esta hervida de 170 a 200 grados, y **NO es fresca,** y están mas muerto que Alejandro Magno.

Otra repregunta sobre otra pregunta. Y cuál es la mejor, de Vaca, de Cabra...

◆ La **FRESCA** siempre es la mejor, recuérdalo.

◆ La de **CABRA** es la más sana y tiene más ácidos grasos saludables (es la más parecida a la leche materna por sus nutrientes), y es una opción maravillosa para los niño/as. Pero a menos que vivas en la Montaña donde se esconden los feroces Trolls, te será imposible conseguirla.

La última pregunta, lo prometooo. Y en los Yogures y Quesos Frescos

◆ Que lleven **leche entera** (que sea fresca o no, es imposible saberlo), que es la que mas vitaminas y minerales llevan, que nos hace más **alto/a,** más **guapo/as,** más **inteligentes,** y **NUNCA** con leche en polvo y/o leche desnatada y/o otros "lácteos" rarejos.

Capítulo 6.2. CAFÉ E INFUSIONES.

Cuales Consumir?.

Café Arábigo. Tiene más micronutrientes y activa el metabolismo, con la consiguiente quema de carbohidratos o azucares.

Te Verde. Tiene más micronutrientes y activa el metabolismo, con la consiguiente quema de carbohidratos o azucares.

Cuanto?.

Un café al día es suficiente, el consumo masivo de cafeína provocara insomnio, malestar, irritación, etc.

Dos Te Verde al día es suficiente, el consumo masivo de teína provocara insomnio, malestar, irritación, etc.

NO Consumir?.

Si ya esta **prefabricado**, en un bote listo para beber, no es Café o Té, es un **procesado con ingredientes varios.**

Capítulo 6.2. CAFÉ E INFUSIONES. MI CARRITO DE LA COMPRA. MITOS Y LEYENDAS

Metodología o **Como Comprar**?.

Haz tu **Lista de Compras** del Súper en Casa, y cúmplela al 100%

Calidad o **Marketing**?.

Café Arábigo. Si *NO pone CAFÉ ARABIGO* en la etiqueta, es que **no lo es**.

⇨ Lee las etiquetas, lo encontraras **oculto entre cincuenta** variedades de **pseudo Cafés**.

Te Verde. **Cómpralo en paquetes**, no en bolsitas, ya que su **frescura y calidad** es **mayor**.

Tiempo o Cuando Comprar?.

Comprando una vez al mes, ya que se mantienen perfectamente durante un año en casa.

Capítulo 6.2. CAFÉ E INFUSIONES. MI CARRITO DE LA COMPRA. MI CESTA ECONOMICA

◆ *Te Verde de China.*

Marca Mogador y/o Marca Sidi Lala. CARREFOUR y/o Tiendas de Especies/Te/Herbolarios

◆ *Café Arábigo 100%.*

Marca Bellaron. LIDL y/o Marca Markus Eco. ALDI

Capítulo 6.2. CAFÉ E INFUSIONES. MI CARRITO DE LA COMPRA. MI CESTA MILLONETIS

◈ *Te Verde de China.*

Marca Mogador y/o Marca Sidi Lala. CARREFOUR y/o Tiendas de Especies/Te/Herbolarios

◈ **Café Arábigo 100%.**

Marca Saula. CARREFOUR

Capítulo 6.2. REGLEANDO

La Regla del Tercio:

◆ **TOMA** CADA DIA UN VASO **CAFÉ ARABIGO.**

◆ **TOMA** CADA DIA UNO O DOS VASOS **TE VERDE.**

◆ **ENDULZALOS** CON **MIEL** O **EDULCURANTE** (STEVIA/OTROS).

.

Recuerda:

◆ Si *NO pone CAFÉ ARABIGO* en la etiqueta, **NO LO COMPRES.**

◆ Evita las Marcas o Te de Moda, tienen **mucho de MODA y MARCA,** pero **poco** de **TE.**

⇨ El BUEN Café o Te, tienen más micronutrientes (las **famosas vitaminas y minerales**, que nos hace más **alto/a**, más **guapo/as**, más **inteligentes**).

Capítulo 6.3. FRUTOS SECOS

Cuales Consumir?.

⇨ *Nueces, Almendras, Avellanas, Pistachos, Piñones.* Tienen **ácidos grasos saludables,** que disminuyen el colesterol y aportan proteínas.

Cuanto?.

Raciones: De una a dos diarias.

Cantidad: 25gr. ración.

*El consumo debe ser de un máximo de 50 gr diarios

NO Consumir?.

◆ **NO Semillas y derivados** de Plantas como Pipas, Maíz, Cacahuetes, que son anti salud.

◆ **NO Mix de "Frutos Secos",** que llevan pocos frutos secos y MUCHAS semillas anti salud.

◆ **NO Tostados, Dorados and Company,** que llevan aceite de girasol y otros aditivos anti salud.

Capítulo 6.3. FRUTOS SECOS. MI CARRITO DE LA COMPRA. MITOS Y LEYENDAS

Metodología o **Como Comprar**?.

Haz tu **Lista de Compras** del Súper en Casa, y cúmplela al 100%

Calidad o **Marketing**?.

⇨ *Si vas a Comprar ALMENDRAS,* **revisa los ingredientes**, *aunque parezca INCREIBLE, en muchos Súper* **tienen "extras" antisalud y ENGORDAKILOS.**

Aplicable a todos los frutos secos ENVASADOS.

No compres MIX *de PSEUDO Frutos Secos.*

Tiempo o Cuando Comprar?.

Comprando una vez al mes, ya que se mantienen perfectamente durante un año en casa.

Capítulo 6.3. FRUTOS SECOS. MI CARRITO DE LA COMPRA. MI CESTA ECONOMICA

⇨ BASICOS.

◆ **Frutos Secos** (Almendras, Nueces, Pistachos, Avellanas, Piñones, etc.).

Marca Alesto. LIDL y/o Marca Medina. ALDI

⇨ ALTERNATIVAS (por si apetece gastar mas "pasta gansa", jejeje).

◆ **Frutos Secos ECO** (Almendras, Nueces, Pistachos, Avellanas, Piñones, etc.).

Marca Gutbio. ALDI y/o Tiendas de Barrio y Mercado Tradicional.

Capítulo 6.3. FRUTOS SECOS. MI CARRITO DE LA COMPRA. MI CESTA MILLONETIS

⇨ BASICOS.

◈ **Frutos Secos** (Almendras, Nueces, Pistachos, Avellanas, Piñones, etc.).

Marca Borges. CARREFOUR y/o Marca Hacendado. MERCADONA

⇨ ALTERNATIVAS (por si apetece gastar mas "pasta gansa", jejeje).

◈ **Frutos Secos ECO** (Almendras, Nueces, Pistachos, Avellanas, Piñones, etc.).

Marca Medina. CARREFOUR

Capítulo 6.5. REGLEANDO

La Regla del Tercio:

◈ **TOMA** CADA DIA **FRUTOS SECOS.**

◈ **EVITA** LOS SEMILLAS ENGAÑABOBOS.

◈ **EVITA** LOS TOSTADOS, FRITOS AND COMPANY.

Recuerda:

◈ Si vas a Comprar Frutos Secos, **revisa los ingredientes**, aunque parezca INCREIBLE, en muchos Súper **tienen "extras" ENGORDAKILOS.**

◈ **No Compres** o Consumas habitualmente **SEMILLAS ENGORDAKILOS.**

◈ **Los Primates** (hombre y mujeres) han tomado frutos secos durante millones de años, por algo será, en cambio lo de comer semillas, solo tiene el 0.0001% de ese tiempo

Capítulo 6.4. ACEITE VEGETAL

Cuales Consumir?.

⇨ *Los procedentes de Arboles.* Son ricos en Omega3.

Recomendado: **Aceite Oliva Virgen Extra** – 3/4 € litro.

Cuanto?.

En CRUDO, lo necesario para dicho alimento (ensaladas, pan, pescado...).

En FRITOS, Limitar el Consumo de Fritos a **una Ración Semanal.**

*El **Aceite** al ser calentado a **ALTAS TEMPERATURAS,** cambia sus propiedades FISICAS Y QUIMICAS, comportándose como un Carbohidrato Refinado o **ENGORDAKILOS.**

NO Consumir?.

◆ **NO Aceites de Plantas:** Girasol, Maíz, Semillas...

Motivo: Aportan ácidos **grasos no saludables** y/o carbohidratos refinados o ENGORDAKILOS.

◆ **NO Aceites Refinados:** Girasol, Maíz, Oliva...

Motivo: Han sido sometidos a procesos químicos a **ALTAS TEMPERATURAS,** que **alteran** sus propiedades nutritivas, aportando **ácidos grasos no saludables** y/o carbohidratos refinados o ENGORDAKILOS.

◆ **NO Aceites Trans o Hidrogenados**: Girasol, Margarina...

Motivo: Se les ha añadido una **molécula de HIDROGENO,** que numerosos estudios demuestran ser un factor de riesgo para **padecer CANCER,** además, aportando **ácidos grasos no saludables** y/o carbohidratos refinados o ENGORDAKILOS, o como dicen los científicos **OBESIDAD.**

Capítulo 6.4. ACEITES VEGETALES. MI CARRITO DE LA COMPRA. MITOS Y LEYENDAS

Metodología o **Como Comprar?**.

Haz tu **Lista de Compras** del Súper en Casa, y cúmplela al 100%

Calidad o **Marketing?**.

⇨ La **OCU** realiza estudios sobre la **calidad del aceite de** oliva virgen extra, utilízalos como **referencia**.

Dichos estudios demuestran que las marcas de mayor prestigio, y más caras, venden en muchas ocasiones aceites de peor calidad.

Tiempo o Cuando Comprar?.

Comprando una vez al mes, ya que se mantienen perfectamente durante un año en casa.

Capítulo 6.4. ACEITES VEGETALES. MI CARRITO DE LA COMPRA. MI CESTA ECONOMICA

⇨ BASICOS.

◆ **Aceite de Oliva Virgen Extra.**

Marca Hacendado. MERCADONA

En muchas ocasiones, en pequeñas Almazaras de pueblos cercanos, encontraras magníficos aceites virgen extra, a precios económicos.

◆ **Vinagre de Jerez D.O.**

Marca El Pireo. ALDI

◆ **Aceitunas Verdes Gazpachas.**

Marca Baresa. LIDL y/o Marca El Cultivador. ALDI

Capítulo 6.4. ACEITES VEGETALES. MI CARRITO DE LA COMPRA. MI CESTA MILLONETIS

⇨ BASICOS.

◆ **Aceite de Oliva Virgen Extra**.

Marca Oleo Estepa D.O. CARREFOUR y/o Marca Hacendado. MERCADONA

◆ **Vinagre de Jerez D.O.**

Marca Gran Gusto. CARREFOUR y/o Marca Hacendado. MERCADONA

◆ **Aceitunas.**

Marca CampoMar Nature. CARREFOUR y/o Marca Roldan. MERCADONA

⇨ ALTERNATIVAS (por si apetece variar un dia).

◆ **Aceite de Coco Virgen Extra.**

Marca Bio NaturGreen. EL CORTE INGLES

Capítulo 6.4. REGLEANDO

La Regla del Tercio:

◆ **COMPRA** SOLO **ACEITE OLIVA VIRGEN EXTRA.**

◆ **ADEREZA EN CRUDO,** TODO LO QUE **SEA NECESARIO.**

◆ **FRITURAS UNA VEZ A LA SEMANA,** pero con **ACEITE OLIVA VIRGEN EXTRA.**

Recuerda:

◆ El **aceite frito** es uno de los peores **ENGORDAKILOS.**

◆ Encontraras muchos **Pseudo Aceites** y **POCOS** Auténticos Aceites.

◆ **No CONFIES** de la Publicidad o Botes Llamativos, o haremos el **pardillo/a.**

⇨ Ya sabes que las **altas temperaturas** convierten a los Aceites **en Gremlin malvados,** el único que no se hierve a 200 grados, es el **Aceite de Oliva Viregn Extra,** que se **exprime en frio**.

Capítulo 6.5. HUEVOS

Cuales Consumir?.

Todos los Huevos **son saludables.**

Cuanto?.

Cuatro a Seis semanales, con un máximo de UNO diario.

NO Consumir?.

◆ **NO Huevos Procesados,** que ya venden en los Súper, con el Pseudo Objetivo de "Facilitarte la Vida" y te vacían la Cartera, **como los COCIDOS.**

◆ **NO a los Huevos Fritos,** es un **ENGORDAKILOS.**

Capítulo 6.5. HUEVOS. MI CARRITO DE LA COMPRA. MITOS Y LEYENDAS

Metodología o **Como Comprar?**.

Haz tu **Lista de Compras** del Súper en Casa, y cúmplela al 100%.

Calidad o **Marketing?**.

⇨ **La calidad nutricional es la misma**, ya sean de procedencia de Naves, Camperos o Ecológicos.

Sabor: Puede existir una pequeña variación según su procedencia (Naves, Camperos o Ecológicos).

Tiempo o Cuando Comprar?.

Comprando una vez a la semana, ya que se mantienen perfectamente durante dos semanas en casa.

Capítulo 6.5. HUEVOS. MI CARRITO DE LA COMPRA. MI CESTA ECONOMICA

⇨ BASICOS.

◆ **Huevos L.**

Marca Lidl. LIDL y/o Marca Aldi. ALDI

⇨ ALTERNATIVAS (por si apetece variar un dia).

◆ **Huevos Camperos.**

Marca Campero. LIDL

⇨ OPCIONALES (sanejos pero caros, pruebalos de vez en cuando).

◆ **Huevos Ecológicos.**

Marca Gutbio. ALDI

Capítulo 6.5. HUEVOS. MI CARRITO DE LA COMPRA. MI CESTA MILLONETIS

⇨ BASICOS.

◆ **Huevos L.**

Marca Carrefour. CARREFOUR y/o Marca Guillen. MERCADONA

⇨ ALTERNATIVAS (por si apetece variar un dia).

◆ **Huevos Camperos.**

Marca Granja Virgen del Rosario. CARREFOUR y/o Marca Guillen. MERCADONA

⇨ OPCIONALES (sanejos pero caros, pruebalos de vez en cuando).

◆ **Huevos Ecológicos.**

Marca Gutbio. ALDI

Capítulo 6.5. REGLEANDO

La Regla del Tercio:

◆ COME **MINIMO HUEVOS CUATRO** VECES A LA **SEMANA**.

◆ PRUEBA LOS HUEVOS CAMPEROS.

◆ **GUISALOS, COCELOS, ASALOS,** PERO LIMITA LOS FRITOS.

Recuerda:

◆ **NO a los Huevos Fritos**, es un **ENGORDAKILOS**.

Capítulo 7. LA ETERNA ADOLESCENCIA

PESCADOS, ALIMENTOS INTEGRALES Y CARNES BLANCAS

MI CARRITO DE LA COMPRA

MITOS Y LEYENDAS

CESTA ECONOMICA

CESTA MILLONETIS

REGLEANDO

Capítulo 7. LA ETERNA ADOLESCENCIA: NO ME GUSTA EL PESCADO MAMA¡

Ya empezamos mal, muchos no recuerdan que la **adolescencia termina** a los **dieciocho años**, y ser adulto conlleva tomar **decisiones meditadas y sensatas**, o por lo menos intentarlo, jejeje.

⇨ Las dos causas más habituales por la que **"renegamos del pescado"** son:

Su sabor **NO nos gusta**, eso es porque nos cocinaron el pescado de una manera horribleee, pero es el pasado, TU eres un autentico Chef, **prueba a cocinarlos de otra manera**, utiliza **especies exóticas**, sabores de otros países, veras que al final te encantara.

Odio las ESPINAS, es sencillo, te buscas un **"pardillo/a"**, que te haga el favor de **quitárselas**, siempre habrá alguien por ahí, un familiar, un amigo/a, una pareja, y **si no lo hay**, tendrás que **pagar el doble** de caro, y **comprarlo en el Súper**, pidiendo que te quiten las espinas.

⇨ **Si ninguno** de dichas soluciones te vale, **tendrás que aguantarte**, ya somos mayores de edad, y hay que **comer lo saludable** si no queremos tener esos odioso michelines (o ponernos GORDOS) y que podamos **ponernos esa ropa tan chulí** de Zara o Springfield.

Capítulo 7.1. PESCADO

Cuales Consumir?.

TODOS los **PESCADOS FRESCOS**, preferiblemente **Azul.**

Cuanto?.

⇨ **Cuatro o Cinco** Raciones semanales.

Básico: **Pescado Azul:** +1kg semanal.

Opcional: Pescado Blanco:+ ½ kg semanal.

CONGELADO, Si o No?.

Se puede consumir Pescado Congelado, **solamente** si **NO hay Pescado Fresco** disponible en la Pescadería.

CONSERVAS DE PESCADO, No o No?

◆ **Las CONSERVAS de Pescado, NO** es Pescado, son CONSERVAS, repito, **NO** es Pescado, son CONSERVAS, consumirlas UNA RACION SEMANAL, siempre cómpralas **sin SAL** y que lleven **ACEITE OLIVA** (Omega3) y NUNCA JAMAS con Aceite de Girasol.

NO Consumir?.

◆ Los llamados **Pescados Procesados o Precocinados,** como Palitos de Surami, Muslitos de Mar, Pescados Empanados y/o Fritos y/o Rebozados, y un largo etc.

⇨ **NO es PESCADO, es** un PSEUDO alimento **PROCESADO,** no son saludables y engordan tus michelines (o ponernos GORDOS), y adelgazan tu cartera.

Capítulo 7.1. PESCADO. MI CARRITO DE LA COMPRA. MITOS Y LEYENDAS

Metodología o Como **Comprar**?.

⇨ Si hay **MUCHOS y BARATOS**, como norma es el más **FRESCO Y SALUDABLE**, tanto para tu cuerpo como para tu cartera.

Calidad o **Marketing**?

⇨ **Potenciar** Consumo Pescados **pequeño** Tamaño Azul: Sardinas, Caballas, Boquerones, Anchoas...

◆ **Limitar** Consumo Pescados **Gran Tamaño** (Atún, Pez Espada, Emperador) por su alto contenido en mercurio.

◆ **Limitar** Consumo Pescado **Piscifactoría,** por su bajo contenido en nutrientes: Salmon, Dorada, Lubina.

◆ **LIMITA LOS FRITOS** a UNA VEZ A LA SEMANA, siempre en ACEITE Oliva.

Tiempo o Cuando Comprar?.

Comprando una vez a la semana es suficiente, aunque son **productos frescos**, en la nevera se conservan unos días.

Capítulo 7.1. PESCADO. MI CARRITO DE LA COMPRA. MI CESTA ECONOMICA

⇨ BASICOS.

◆ **Pescado Azul Fresco** (Caballas, Sardinas, Boquerones, Anchoas, Jurel, etc.).

MERCADO TRADICIONAL y/o PESCADERIA de Barrio.

◆ **Pescado Blanco Fresco** (Calamar, Sepia, Merluza, Pescadilla, Pez Espada, Bacalao, Abadejo, etc.).

MERCADO TRADICIONAL y/o PESCADERIA de Barrio.

⇨ ALTERNATIVAS (por si apetece variar un dia).

◆ **Pescado Azul Congelado** (Atún, Salmon Salvaje, etc.).

Marca Atlantic. LIDL y/o Marca Bahía Calma. ALDI

◆ **Pescado Blanco Congelado** (Calamar, Sepia, Atún, Merluza, Pescadilla, Salmon, Pez Espada, Bacalao, Panga, Abadejo, etc.).

Marca Admiral y/o Marca Ocean Sea. LIDL y/o Marca Bahía Calma y/o Flete. ALDI

◆ **Pescado de Piscifactorías** (Trucha, Lubina, Dorada, Salmon, etc.).

MERCADO TRADICIONAL y/o PESCADERIA de Barrio.

Capítulo 7.1. PESCADO. MI CARRITO DE LA COMPRA. MI CESTA MILLONETIS

⇨ BASICOS.

◆ **Pescado Azul Fresco** (Caballas, Sardinas, Boquerones, Anchoas, Jurel, etc.).

Sección Pescadería CARREFOUR y/o Sección Pescadería MERCADONA

◆ **Pescado Blanco Fresco** (Calamar, Sepia, Merluza, Pescadilla, Pez Espada, Bacalao, Abadejo, etc.).

Sección Pescadería MERCADONA y/o Sección Pescadería CARREFOUR

⇨ ALTERNATIVAS (por si apetece variar un dia).

◆ **Pescado Azul Congelado** (Atún, Salmon Salvaje, etc.).

Marca Carrefour. CARREFOUR y/o Marca Hacendado. MERCADONA

◆ **Pescado Blanco Congelado** (Calamar, Sepia, Atún, Merluza, Pescadilla, Salmon, Pez Espada, Bacalao, Panga, Abadejo, etc.).

Marca Carrefour y/o Marca Rimar. CARREFOUR y/o Marca Mascato y/o Marca Profand y/o Marca Caladero. MERCADONA

◆ **Pescado de Piscifactorías** (Trucha, Lubina, Dorada, Salmon, etc.).

Sección Pescadería CARREFOUR y/o Sección Pescadería MERCADONA

Capítulo 7.1. REGLEANDO

La Regla del Tercio:

◆ **COME PESCADO** mínimo **CUATRO VECES** a la SEMANA.

◆ **COME EL DOBLE** DE **PESCADO AZUL.**

◆ **PESCADO CONGELADO** SI **NO HAY FRESCO.**

◆ **CONSERVAS DE PESCADO, NO ES PESCADO...**

◆ **GUISALOS, COCELOS, ASALOS,** PERO LIMITA LOS FRITOS.

Recuerda:

◆ **NO a los Pescados Fritos,** es un **ENGORDAKILOS.**

◆ **NO a las Conservas de Pescado,** es un pequeño **ENGORDAKILOS, y** siempre en **ACEITE de OLIVA** y sin extras ENGORDAKILOS.

◆ Lo que el **MARKETING** y la **TV** nos dicen que es **Pescados Procesados, NO ES PESCADO,** son **carbohidratos Refinados o Azucares** principalmente, y un **ENGORDAKILOS** de los peores.

⇨ El **Pescado Azul** es full Omega 3 y tiene ácidos grasos saludables (el que te baja el colesterol) por toneladas, y deberías saber que **numerosos estudios científicos** confirman que los que comen mucho **Omega 3** son **más inteligentes** que la mayoría, y si quieres ir a trabajar a la NASA, a comer mucho pescado azul o Omega 3.

Capítulo 7.2. ALIMENTOS INTEGRALES.

Cuales Consumir?.

⇨ **Pasta Integral** (espagueti, macarrones, tallarines, etc.), de Harina Integral y **sin aditivos adicionales** (sal, azúcar) o carbohidratos refinados.

Pizza Integral de Harina Integral y sin aditivos adicionales (sal, azúcar), es decir, NO EXISTE EN NINGUN SUPER.

Cuanto?.

⇨ **Cuatro a Cinco Raciones** semanales.

Ración: 100 gramos (en crudo).

NO Consumir?.

◆ **Pastas y Pizzas de Harina Refinada.**

◆ **Pastas Rellenas Procesadas**: Lasaña, Canelones, Raviolis, Noñis, etc.

◆ **NO Salsas Procesadas**: Tomate Frito de Bote, Salsas Italianas de Bote, etc.

Recuerda:

◆ La **Harina** normal o blanca, es un **Carbohidrato Refinado** o **ENGORDAKILOS.**

◆ **Los Alimentos** que llevan **Harina** normal o blanca, son **ENGORDAKILOS.**

Capítulo 7.2. ALIMENTOS INTEGRALES. MI CARRITO DE LA COMPRA. MITOS Y LEYENDAS

Metodología o **Como Comprar?**.

Muchas **"prestigiosas" marcas**, con sus Titulitos de Pasta o Pizza INTEGRAL, cuando lees sus INGREDIENTES, veras que llevan también harina refinada, azúcar, aditivos, así que **NO te CREAS sus ANUNCIOS** para pardillo/as.

Calidad o **Marketing?**.

⇨ Tan sencillo como **LEER los ingredientes** que llevan: **Harina Integral o Sémola de Trigo Duro, Agua y Sal, y PUNTO**, si tiene algún extra, NO LO COMPRESSS.

Y mis amadas PIZZAS qué?.

NO existe ninguna con ingredientes saludables, y eso de comprar la MASA congelada, es la misma BOBADA, debes **hacer tu masa en CASA,** es sencillo, se tarda **quince minutos**, jejeje.

Pero si es de ESPELTA?.

Espelta, Mijo, Alforfón, Centeno, **lo IMPORTANTE**, es que sea de **HARINA INTEGRAL**.

◆RECUERDAAAA¡¡¡ **Nada de harinas** de **MAIZ, SOJA u ARROZ**, repito, nada de pastas hechas con MAIZ, SOJA u ARROZ, ya que **son Carbohidratos Refinados o Azucares.**

Tiempo o Cuando Comprar?.

Comprando una vez al mes, ya que se mantienen perfectamente durante un año en casa.

Capítulo 7.2. ALIMENTOS INTEGRALES. MI CARRITO DE LA COMPRA. MI CESTA ECONOMICA

⇨ BASICOS.

◈ **Pasta Integral y/o Eco** (Espagueti, Fusilli, Penne, etc.).

Marca Gutbio. ALDI y/o Marca BioTrend. LIDL

◈ **Harina Integral.**

Marca Aragonesa. MERCADONA

◈ **Pan Integral.**

PANADERIAS TRADICIONALES

⇨ ALTERNATIVAS (por si apetece variar un dia).

◈ **Arroz Basmati.**

Marca CampoLargo. LIDL y/o Marca La Villa. ALDI

◈ **Harina y/o Cereales Integrales** (Avena, Centeno, Garbanzo).

Marca Nordwaldtaler. LIDL y/o Marca Gutbio y/o Fortin. ALDI

◈ **Harina** de **Garbanzo.**

Marca Las Panaeras. MERCADONA

◈ **Pasta de Trigo Sarraceno o Fideos Soba.**

En Ofertas Periódicas. LIDL

Capítulo 7.2. ALIMENTOS INTEGRALES. MI CARRITO DE LA COMPRA. MI CESTA MILLONETIS

⇨ BASICOS.

◈ **Pasta Integral** (Spaguetti, Macarrones, Penette).

Marca bio EcoCesta. CARREFOUR

◈ **Harina Integral de Trigo.**

Marca Gallo. CARREFOUR y/o Marca Aragonesa. MERCADONA

◈ **Harina de Garbanzo.**

Marca Las Panaeras. CARREFOUR y/o Marca Las Panaeras. MERCADONA

◈ **Arroz Integral.**

Marca Carrefour. CARREFOUR y/o Marca Hacendado. MERCADONA

◈ **Pan Integral.** PANADERIAS TRADICIONALES

⇨ ALTERNATIVAS (por si apetece variar un dia).

◈ **Cous Cous** y/o **Bulgur Integral.**

Marca Kayna y/o Darma. CARREFOUR

◈ **Harinas y Cereales Integral ECO** (Avena, Centeno, Garbanzo).

Marca bio EcoCesta. CARREFOUR

◈ **Harina Espelta Integral.**

Marca Harimsa. CARREFOUR

◆ **Arroz Basmati.**

Marca Carrefour. CARREFOUR y/o Marca Hacendado. MERCADONA

◆ **Quinoa.**

Marca Bio EcoCesta. CARREFOUR

Capítulo 7.2. REGLEANDO

La Regla del Tercio:

◆ DE **HARINA INTEGRAL** SIN EXTRAS.

◆ **NO** A LAS **PASTAS PROCESADAS.**

◆ **LEE LAS ETIQUETAS**, O TE ENGAÑARAN.

Recuerda:

◆ La **Harina** normal o blanca, es un **Carbohidrato Refinado** (azucares) o **ENGORDAKILOS.**

◆ **NO** a las harinas de **MAIZ, SOJA u ARROZ** o **ENGORDAKILOS.**

◆ **Los Alimentos** que llevan **Harina** normal o blanca, son **ENGORDAKILOS.**

⇨ Si **quieres adelgazar**, o por lo menos, dejar de ENGORDAR, a comer **alimentos integrales**, como Pasta Integral, Pan Integral y hacer Pizzas Caseras Integrales.

Capítulo 7.3. CARNES BLANCAS

Cuales Consumir?.

⇨ **Pollo, Pavo, Conejo y otras Aves** (Avestruz, Ganso...).

Cuanto?.

Dos a Tres Raciones semanales.

Ración: 100/200 gramos.

NO Consumir?.

◆ **NO** Carnes de **Aves Procesadas**: Nugget, Pollo Empanado, Flautas de Pollo y todo que no sea carne fresca, que lleve aditivos e ingredientes extras.

⇨ Es un PSEUDO alimento **PROCESADO**, o **Carbohidratos Refinados** (azucares) no son saludables y es un **ENGORDAKILOS**, y de paso adelgazan tu cartera.

Capítulo 7.3. CARNES DE AVE. MI CARRITO DE LA COMPRA. MITOS Y LEYENDAS

Metodología o **Como Comprar**?.

Recuerda que la CARNE nos aporta **PROTEINAS, VITAMINAS Y MINERALES**, como HIERRO, FOSFORO, POTASIO, etc., por ello hay que Consumirlas **REGULARMENTE**.

Calidad o **Marketing**?.

⇨ LO QUE **MAS INFLUYE**, en su Calidad, no es si es de Pollo o Conejo, sino su **PREPARACION O COCCION**, que modifica sus cualidades químicas y nutritivas.

Un Filete de **Pollo ECOLOGICO**, a 10€, frito en **Aceite de Girasol**, es 1000% MAS **INSANO** que, Un Filete de Pollo Nave de 1€, Guisado con Verduras y Aceite de Oliva.

REPITOOO, lo más importante es su método **de COCINARRR**, para que sea saludable.

⇨ **SECUNDARIO**, pero importante, es el **Terrier** (palabreja francesa que dicen los cultivadores de buenos vinos franceses).

◆ **El ALIMENTO**, el factor más importante del Terrier, ya que hierbajos saludables comen poco, **solo le dan SOJA Y MAIZ**, esos **canceres alimentarios del Siglo XXI**, incluso a los Pollos Ecológicos les dan SOJA&MAIZ "ecológico" (sea ecológico o burrocologico, siguen sin ser sanos, aunque la dichosa publicidad mienta más que un político, jejeje).

◆ **El SOL**, por eso los pollos/pavos/conejos camperos y ecológicos son más sabrosos, y por ende, más saludables.

◆ **La TIERRA**, el **correrrr** como si les **persiguiera un Lobo Feroz** por el terreno, les hace más sabrosos, y por ende, más saludables.

⇨ **Al ser pequeñajos,** el Terrier influye poco en su calidad nutricional (en el sabor si, jejeje), pero si **como lo COCINAMOS,** repito, debemos **aprender a COCINAR** la carne blanca o de aves (limitar fritos y en aceite de oliva virgen).

Tiempo o Cuando Comprar?.

Comprarlo una vez al mes, ya que se mantienen perfectamente en la nevera y/o congelador más de un mes.

Capítulo 7.3. CARNES DE AVE. MI CARRITO DE LA COMPRA. MI CESTA ECONOMICA

⇨ BASICOS.

◆ **Pollo** (Entero, Muslos, Pechuga, Otros).

Marca DelAve. LIDL y/o Marca Campo y Corral. ALDI

◆ **Conejo Entero**.

Marca Rustico. LIDL y/o Marca Hermi. ALDI

⇨ ALTERNATIVAS (por si apetece variar un dia).

◆ **Picanton** y/o **Codornices.**

Marca Deluxe. LIDL

⇨ OPCIONALES (sanejos pero caros, pruebalos de vez en cuando).

◆ **Pavo** (Pechuga, Chuleta, Filetes, Otros).

Marca DelAve. LIDL y/o Marca Campo y Corral. ALDI

◆ **Avestruz.**

En ofertas periódicas. LIDL

Capítulo 7.3. CARNES DE AVE. MI CARRITO DE LA COMPRA. MI CESTA MILLONETIS

⇨ BASICOS.

◆ **Pollo** (Entero, Muslos, Pechuga, Otros).

Marca Carrefour. CARREFOUR y/o Marca Pollo. MERCADONA

◆ **Conejo.**

Marca Carrefour. CARREFOUR y/o Marca Cunicarn. MERCADONA?

⇨ ALTERNATIVAS (por si apetece variar un dia).

◆ **Pollo Corral** (Entero, Muslos, Pechuga, Otros).

Marca Coren. CARREFOUR y/o Marca Pollo Rural. MERCADONA

◆ **Picanton** y/o **Codornices.**

Marca Carrefour. CARREFOUR y/o Marca Aeropic. MERCADONA

⇨ OPCIONALES (sanejos pero caros, pruebalos de vez en cuando).

◆ **Pavo** (Pechuga, Chuleta, Filetes, Otros).

Marca Pavo Fresco. CARREFOUR y/o Marca Procavi. MERCADONA

◆ **Avestruz.**

www.elclubdelacarne.com

Capítulo 7.3. REGLEANDO

La Regla del Tercio:

◆ COME LA **MITAD DE CARNE**, QUE DE **PESCADO AZUL.**

◆ COME EL **DOBLE DE CARNE BLANCA**, QUE **ROJA.**

◆ **NUDGET, EMPANADOS, SON PROCESADOS, NO CARNEEEEE.**

◆ **GUISALOS, COCELOS,** PERO LIMITA LOS FRITOS.

Recuerda:

⇨ **NO a los Fritos**, es un **ENGORDAKILOS.**

⇨ **NO** a los pseudo alimentos o **PROCESADOS**, los **Carbohidratos Refinados** (azucares), llamados también **ENGORDAKILOS**.

⇨ **Al ser pequeñajos,** el Terrier influye poco en su calidad nutricional (en el sabor si, jejeje), pero si **como lo COCINAMOS**, repito, debemos **aprender a COCINAR** la carne blanca o de aves (limitar fritos y en aceite de oliva virgen).

Capítulo 7.4. PAN

Cuales Consumir?.

⇨ **Pan Integral,** amasados con **harina integral de calidad,** levadura **fresca o masa madre, sin aditivos extras.**

Cuanto?.

Una Ración diaria*.

Ración: 40/80 gramos.

*Consumir solo cuando lo que comemos, necesite Pan, **NO** comerlo por comerlo.

NO Consumir?.

◈ **Panes Procesados, de Supermercado,** con **ingredientes diversos** (azúcar, aditivos, aromas), aunque se identifique con nombre varios como Artesanal, de la Abuela, de Campo, de Molde, Integral...

◈ Panes de **PSEUDO Panaderías (Pan Congelado** Industrial).

Pero si es de ESPELTA?. Espelta, Mijo, Alforfón, Centeno, lo IMPORTANTE, es que sea de **HARINA INTEGRAL.**

Recuerda:

◈ La **Harina** normal o blanca, es un **Carbohidrato Refinado** (azucares) o **ENGORDAKILOS.**

◈ **NO** al **Pan** las harinas de **MAIZ, SOJA** u **ARROZ** o **ENGORDAKILOS.**

◈ **NO** al Pan hecho con **PRODUCTOS QUIMICOS** o **ENGORDAKILOS.**

Capítulo 7.4. PAN. MI CARRITO DE LA COMPRA. MITOS Y LEYENDAS

Metodología o **Como Comprar**?.

Aunque nos lo **"promocionen"** Artesanal, de la Abuela, de Campo, de Molde, Integral, **mas real es SUPERMAN** que dicha publicidad, que es tan real como un BILLETE DE MIL EUROS.

Calidad o **Marketing**?

⇨ Los únicos **panes saludables** que cumplen dichos requisitos son los Panes de **Panaderías Tradicionales**, aportan el DOBLE de fibra, engordan la mitad, saciándonos antes.

Tiempo o Cuando Comprar?.

Comprando una vez a la semana, ya que se mantienen perfectamente durante hasta una semana en casa.

Capítulo 7.4. PAN. MI CARRITO DE LA COMPRA. MI CESTA ECONOMICA

⇨ **Panes de Panaderías Tradicionales,** con **HORNO propio** (si no estás seguro, solicita que te lo enseñe).

Capítulo 7.4. PAN. MI CARRITO DE LA COMPRA. MI CESTA MILLONETIS

⇨ **Panes de Panaderías Tradicionales**, con **HORNO propio** (si no estás seguro, solicita que te lo enseñe), si quieres pagar MAS, le dejas un par de euros de propina, y punto, jejeje.

Capítulo 7.4. REGLEANDO

La Regla del Tercio:

◆ DE **HARINA INTEGRAL.**

◆ EN **PANADERIAS TRADICIONALES.**

◆ **ECHALE UN OJO**, PARA QUE TENGAN AMASADORAS Y VARIOS **HORNOS,** PARA ASEGURARTE DE QUE NO ES CONGELADO.

Recuerda:

◆ La **Harina** normal o blanca, es un **Carbohidrato Refinado** (azucares) o **ENGORDAKILOS.**

◆ **NO** al **Pan** de **harinas** de **MAIZ, SOJA u ARROZ** o **ENGORDAKILOS.**

◆ **NO** al Pan hecho con **PRODUCTOS QUIMICOS** o **ENGORDAKILOS.**

Capítulo 8. LEGUMBRES AND PROTEINAS

LEGUMBRES, CARNES ROJAS Y LACTEOS ALTOS EN GRASA

MI CARRITO DE LA COMPRA

MITOS Y LEYENDAS

CESTA ECONOMICA

CESTA MILLONETIS

REGLEANDO

Capítulo 8.1. LEGUMBRES

Cuales Consumir?.

⇨ Garbanzos, Judías, Lentejas, Habas, etc.

Cuanto?.

De **Dos a Cuatro** Raciones semanales.

Ración: 100 gramos (en crudo).

NO Consumir?.

◆ **NO Legumbres procesadas** (Fabada, Callos, etc.) que al ser una Conserva llevan Azúcar, Sal, Aditivos y otros alimentos poco saludables.

◆ **NO Legumbres Cocidas, OJO**, muchas marcas le añaden aditivos extras (sal, azúcar, químicos) para hacernos adictos a su especialidad, lee la etiqueta y asegúrate que solo lleve la Legumbre + Agua, sino, NO la compres.

Recuerda:

◆ Las Legumbres Procesadas, suelen ser un **Carbohidrato Refinado** (azucares) o **ENGORDAKILOS.**

◆ Muchas Legumbres Cocidas, suelen llevar **Carbohidratos Refinados** (azucares) o **ENGORDAKILOS.**

Capítulo 8.1. LEGUMBRES. MI CARRITO DE LA COMPRA. MITOS Y LEYENDAS

Metodología o **Como Comprar**?.

⇨ Las **más SALUDABLES**, son las **LEGUMBRES CRUDAS**, que luego deberás COCER en CASA.

Siempre tienes la **alternativa**, para esos días con poco tiempo para cocinar, las **COCIDAS.**

Calidad o **Marketing**?.

La **Calidad de las Legumbres** depende del **Terrier** como dicen los franceses o Terreno:

◆ **Los Minerales** que había en la **Tierra** que cultivo, y que las Legumbres se comió.

◆ **El Sol** que recibió y que se transformo en **Vitaminas.**

◆ **El Agua** que la baño, que es el **CALCIO** de las Legumbres.

◆ Si te **apetece**, compra "**Ecológica**", las diferencias nutricionales son mínimas, pero cada uno hace con su "pasta" lo que quiere, jejeje.

Tiempo o Cuando Comprar?.

Comprando una vez al mes es suficiente, ya que se conservan meses en casa.

Capítulo 8.1. LEGUMBRES. MI CARRITO DE LA COMPRA. MI CESTA ECONOMICA

⇨ BASICOS.

◈ **Legumbres Secas** (Garbanzos, Lentejas, Judías, etc.).

Marca CampoLargo. LIDL y/o Marca El Cultivador. ALDI

⇨ ALTERNATIVAS (por si tienes una EMERGENCIA un dia).

◈ **Legumbres Cocidas** (Garbanzos, Lentejas, Judías, etc.)

Marca CampoLargo. LIDL y/o Marca Gutbio. ALDI

*Recuerda, hay MARCAS, que las **COCIDAS llevan "extras"** de regalo.

⇨ OPCIONALES (sanejos pero caros, pruebalos de vez en cuando).

◈ **Legumbres Ecológicas** (Garbanzos, Lentejas, Judías, etc.).

Marca Gutbio. ALDI

Capítulo 8.1. LEGUMBRES. MI CARRITO DE LA COMPRA. MI CESTA MILLONETIS

⇨ BASICOS.

◆ **Legumbres Secas** (Garbanzos, Lentejas, Judias, etc.).

Marca Carrefour y/o Luengo. CARREFOUR y/o Marca Hacendado. MERCADONA

⇨ ALTERNATIVAS (por si tienes una EMERGENCIA un dia).

◆ **Legumbres Cocidas** (Garbanzos, Lentejas, Judias, etc.).

Marca Pedro Luis. Conserva Selecta. CARREFOUR y/o Marca Hacendado. MERCADONA

⇨ OPCIONALES (sanejos pero caros, pruebalos de vez en cuando).

◆ **Legumbres Cocidas Ecológicas** (Garbanzos, Lentejas, Judías, etc.).

Marca Bio EcoCesta. CARREFOUR

Capítulo 8.1. LEGUMBRES. REGLEANDO

La Regla del Tercio:

◆ COMPRALAS **CRUDAS PARA COCER.**

◆ EN **OCASIONES COCIDAS,** PERO NO TODAS SON IGUALES.

◆ COMELAS un mínimo de **TRES VECES** EN **SEMANA.**

Recuerda:

◆ Las Legumbres Procesadas, suelen ser un **Carbohidrato Refinado** (azucares) o **ENGORDAKILOS.**

◆ Muchas Legumbres Cocidas, suelen llevar **Carbohidratos Refinados** (azucares) o **ENGORDAKILOS.**

⇨ Si **quieres adelgazar,** o por lo menos, dejar de ENGORDAR, a cocinar **legumbres crudas,** olvidándote de las embotelladas requete procesadas y aditivadas.

Capítulo 8.2. CARNES ROJAS.

Cuales Consumir?.

⇨ Vaca, Ternera, Cerdo, Caballo fresco.

◆ **Jamón Serrano,** Lomo Embutido, Salchichón, Chorizo, Morcilla, etc. (deben llevar solo carne y condimentos naturales, en caso contrario no es un **EMBUTIDO**, es un Procesado Cárnico o Comida BASURA).

Recuerda, **YO NO HE CONSEGUIDO** casi **NINGUN Embutido** que no sea en **REALIDAD un Procesado Cárnico**, así que, o **emigras a los ANDES** a criar Llamas y hacer tus propios CHORIZOS, o comes solamente **Embutido Jamón Serrano,** jejeje.

Cuanto?.

Una o **Dos Raciones** semanales.

Ración: 100/200 gramos.

NO Consumir?.

◆ **Procesados de Carne Roja** o **Comida Basura**: Adobados, Empanados, Congelados, Roti, Rellenos, Flautas, Hamburguesas, Salchichas y un millón masss.

◆ Jamón Serrano, Lomo Embutido, Salchichón, Chorizo, Morcilla, etc. (deben llevar **solo carne y condimentos naturales**, en caso contrario, es un Procesado Cárnico o Comida BASURA).

Recuerda:

◆ Los Procesado Cárnicos, llevan **Carbohidratos Refinados** (azucares) o **ENGORDAKILOS.**

◆ Los **EMBUTIDOS naturales**, comerlo **con moderacion**, UNA vez a la semana (50/100gr), sino ENGORDARASSS.

Capítulo 8.2. CARNES ROJAS. MI CARRITO DE LA COMPRA. MITOS Y LEYENDAS

Metodología o **Como Comprar?**.

Recuerda que la **CARNE** nos aporta **PROTEINAS, VITAMINAS Y MINERALES,** como HIERRO, FOSFORO, POTASIO, etc., por ello hay que Consumirlas REGULARMENTE.

Calidad o **Marketing?**.

DOS FACTORES **INFLUYEN,** en su **Calidad,** no es si es de CERDO o TERNERA:

⇨ **PREPARACION O COCCION,** que modifica sus cualidades químicas y nutritivas.

Un Filete de **Ternera ECOLOGICO,** a 10€, frito en **Aceite de** Girasol (100% carbohidratos refinados o azucares), es 1000% MAS **INSANO** que, Un Filete de Ternera Nave de 1€, Guisado con Verduras y Aceite de Oliva.

⇨ **TERRIER,** una palabreja francesa que dicen los cultivadores de buenos vinos franceses.

◆ El **ALIMENTO,** el factor más importante del Terrier, ya que hierbajos saludables comen poco, solo le dan SOJA Y MAIZ, esos canceres alimentarios del Siglo XXI, y las CERDOS y VACAS comen TANTO, que sus niveles de OMEGA 6 and Company, son tan altos como insanos.

◆ El **SOL,** por eso los cerdos/vacas/caballos ecológicos son más sabrosos, y por ende, más saludables.

◆ La **TIERRA,** el HUIR como si les persiguiera una manda de Lobos Carnívoros, por el terreno, les hace más sabrosos, y por ende, más saludables.

⇨ **RECUERDAAA,** limita el **consumo de carnes rojas,** y si te lo puedes permitir, **compra carne de crianza natural** (comer hierbajos y están al sol), debido que al ser muy GRANDES, absorben mucha cantidad de esos canceres alimentarios del Siglo XXI (Soja y Maíz).

Tiempo o Cuando Comprar?.

Comprando una vez a la semana, ya que se mantienen perfectamente en la nevera y/o congelador.

⇨ Una pregunteja?. En la TV dicen que la Carne de CERDO es BLANCA

◆ Existen las **Carnes** que tienen **MUCHAS CALORIAS** y **muchos Ácidos Grasos**, que si las comemos mucho, **ENGORDAMOS**, y yo las llamo **CARNES ROJAS.**

◆ Existen las **Carnes** que **tienen POCAS CALORIAS** y **pocos Ácidos Grasos**, que si las comemos mucho, **NO** ENGORDAMOS apenas, y yo las **llamo CARNES BLANCAS.**

La carne de **CERDO*** tiene **MUCHAS CALORIAS** y **muchos Ácidos Grasos**, que si las comemos mucho, **ENGORDAMOS**, por eso yo las **LLAMO CARNE ROJA**, aunque la TV diga lo que manden quienes le PAGAN.

*Si compras un solomillo de esos Eco, que valen +20€ el kilo, criado en el campo y comiendo alimentos naturales, tendría bajos niveles de calorías y ácidos grasos, pero si PAGAS menos de 20€ el kilo, es CARNE ROJA, por mucho que digan.

⇨ Recuerda, la Carne de Cerdo, **que compramos los "currantes"** en el **Super** es **ROJA,** en cambio, si eres un **MILLONETIS con avión privado**, si podrías conseguir **carne de cerdo "ligth"**, igual que podrías comprar botellas de champan a 3.000€, jejeje.

Capítulo 8.2. CARNES ROJAS. MI CARRITO DE LA COMPRA. MI CESTA ECONOMICA

⇨ BASICOS.

◈ **Buey, Ternera, Vaca** (Filetes, Chuleton, etc.).

Marca Rustico. LIDL y/o Marca Campo y Corral. ALDI

◈ **Cordero** (Filetes, Chuleta, etc.).

Marca Coiver. LIDL y/o Marca Campo y Corral. ALDI

◈ **Cerdo** (Filetes, Chuleta, Solomillo, Lomo, etc.).

Marca Rustico. LIDL y/o Marca Campo y Corral. ALDI

⇨ ALTERNATIVAS (por si apetece variar un dia).

◈ **Embutidos** (Jamón Serrano).

Marca Real Valle. LIDL y/o Marca Dehesa de los Nogales. ALDI

◈ **Casquerías** (Hígado, Corazón).

MERCADO TRADICIONAL y/o Carnicerías de Barrio.

Capítulo 8.2. CARNES ROJAS. MI CARRITO DE LA COMPRA. MI CESTA MILLONETIS

⇨ BASICOS.

◆ **Buey, Ternera, Vaca** (Filetes, Chuleton, etc.).

Marca Carrefour. CARREFOUR y/o Marca Martínez Lorente. MERCADONA

◆ **Cordero** (Filetes, Chuleta, etc.).

Marca Carrefour. CARREFOUR y/o Marca Martínez Lorente. MERCADONA

◆ **Cerdo** (Filetes, Chuleta, Solomillo, Lomo, etc.).

Marca Carrefour. CARREFOUR y/o Marca Martínez Lorente. MERCADONA

⇨ ALTERNATIVAS (por si apetece variar un dia).

◆ **Buey Waygu.**

Marca Carrefour. CARREFOUR

◆ **Embutidos** (Jamón Serrano).

Marca Carrefour y/o Navidul. CARREFOUR y/o Marca La Hacienda del Ibérico. MERCADONA

◆ **Casquerías** (Hígado, Corazón, etc.).

Marca Carrefour. CARREFOUR y/o Marca Martínez Lorente. MERCADONA

Capítulo 8.2. REGLEANDO

La Regla del Tercio:

◈ **LIMITA EL CONSUMO** de CARNES ROJAS.

◈ **ASALAS, COCELAS** pero **NO** freírlas.

◈ SI ERES **MILLONETIS,** COMPRALA DE **CRIANZA NATURAL.**

◈ LOS **EMBUTIDOS, NO ES CARNE**, SON EMBUTIDOS.

◈ LOS **PSEUDOEMBUTIDOS**, SON PROCESADOS, **NO LOS COMAS.**

Recuerda:

◈ **NO a los Fritos**, es un **ENGORDAKILOS.**

◈ Los Procesado Cárnicos, llevan **Carbohidratos Refinados** (azucares) o **ENGORDAKILOS.**

◈ **FRITOS** solamente en **ACEITE DE OLIVA** VIRGEN EXTRA, UNA vez a la semana.

Capítulo 8.3. LACTEOS ALTOS EN GRASA

Cuales Consumir?.

⇨ Quesos Grasos de Cabra y/o Oveja.

⇨ Mantequilla de Vaca sin Sal.

⇨ Nata Fresca (Sección Refrigerados).

Cuanto?.

Una a Dos Raciones semanales.

Ración: 50 gramos.

NO Consumir?.

◆ Quesos en **Lonchas**, Quesitos, Queso de **Untar** y otros procesados, NO SON QUESOS, son **ALIMENTOS PROCESADOS O BASUREO.**

◆ Leche Condensada, Leche **Evaporada, Postres Industriales** (Flan, Cuajada, Natillas, etc.), **NO SON LACTEOS,** son **ALIMENTOS PROCESADOS O BASUREO.**

Recuerda:

◆ Los Pseudo Quesos Procesados, son **Carbohidratos Refinados** (azucares) o **ENGORDAKILOS.**

◆ Los Pseudo Lacteos Procesados, son **Carbohidratos Refinados** (azucares) o **ENGORDAKILOS.**

Capítulo 8.3. LACTEOS ALTOS EN GRASA. MI CARRITO DE LA COMPRA. MITOS Y LEYENDAS

Metodología o **Como Comprar**?.

⇨ **Ignora** los **ANUNCIOS** masivos de la TV y descarta los productos con **CAJAS súper llamativas**, carísimos para tu salud y tu cartera.

Calidad o **Marketing**?.

Si son de **INGREDIENTES naturales** sin aditivos, es de CALIDAD, así que, hay que revisarlos, **si tiene "extras", NO lo compres.**

◆ Si compramos QUESO de OVEJA, solo **debe poner: Leche Entera + Suero + Bacterias**, si no, NO lo compres, es **aplicable a TODOS LOS LACTEOS.**

Tiempo o Cuando Comprar?.

Comprarlo una vez al mes, ya que se mantienen perfectamente en la nevera y/o congelador más de un mes.

Capítulo 8.3. LACTEOS ALTOS EN GRASA. MI CARRITO DE LA COMPRA. MI CESTA ECONOMICA

⇨ BASICOS.

◈ **Quesos de Cabra Tierno.**

Marca Camino de Tormes. ALDI

◈ **Quesos de Oveja 100%.**

Marca Roncero. LIDL y/o Marca Gran Maestre. ALDI

◈ **Mantequillas sin Sal.**

Marca Milbona. LIDL y/o Marca Milsani. ALDI

⇨ ALTERNATIVAS (por si apetece variar un dia).

◈ **Quesos Parmigiano Reggiano y/o Grana Padano.**

Marca Lovilio. LIDL y/o Marca Emil Grana. ALDI

⇨ OPCIONALES (sanejos pero caros, pruebalos de vez en cuando).

◈ **Quesos de Cabra.**

Marca Saujira Ecológico. ALDI.

◈ **Mantequillas sin Sal Bio.**

Marca Gutbio. ALDI

Capítulo 8.3. LACTEOS ALTOS EN GRASA. MI CARRITO DE LA COMPRA. MI CESTA MILLONETIS

⇨ BASICOS.

◆ **Quesos de Cabra Tierno.**

Marca El Ventero. CARREFOUR y/o Marca Montesinos. MERCADONA

◆ **Quesos de Oveja 100%.**

Marca Carrefour. CARREFOUR y/o Marca EntrePinares. MERCADONA

◆ **Mantequillas sin Sal.**

Marca KerryGold. CARREFOUR y/o Marca Hacendado. MERCADONA.

⇨ ALTERNATIVAS (por si apetece variar un dia).

◆ **Quesos Parmigiano Reggiano y/o Grana Padano.**

Marca Carrefour. CARREFOUR y/o Marca Zanetti. MERCADONA

◆ **Nata Fresca** (Crèmefraîche).

Marca Carrefour. CARREFOUR y/o Marca Hacendado. MERCADONA

⇨ OPCIONALES (sanejos pero caros, pruebalos de vez en cuando).

◆ **Mantequillas Bio.**

Marca Carrefour Bio. CARREFOUR

Capítulo 8.3. LACTEOS ALTOS EN GRASA. REGLEANDO

La Regla del Tercio:

◆ El queso de **CABRA** es el **SALUDABLE.**

◆ El queso de Oveja, que sea **100% OVEJA.**

◆ Solo **NATA FRESCA,** las demás son BASUREO**.**

Recuerda:

◆ Los Pseudo Quesos Procesados, son **Carbohidratos Refinados** (azucares) o **ENGORDAKILOS.**

◆ Los Pseudo Lacteos Procesados, son **Carbohidratos Refinados** (azucares) o **ENGORDAKILOS.**

◆ Come los **Lácteos Grasos, una o dos** veces en **semana** (100gr).

⇨ Los Quesos de **CABRA** son los más **sanos**, lo dicen todos **los estudios científicos** serios, y tiene más ácidos grasos saludables, a continuación les sigue los de Oveja 100% y en la cola van los de Vacas, pero limita su **consumo semanal** a las **cantidades que ya te dije antes**, ya que tiene cierta tendencia a hacernos engordar.

Capítulo 9. BASUREANDO

NUNCA PATATAS Y DERIVADOS

PASTELERIA & POSTRES INDUSTRIALES.

PRECOCINADOS: PIZZAS, LASAÑAS, HAMBURGUESAS y UNOS MILES MÁS.

CARBOHIDRATOS REFINADOS: GIRASOL, MARGARINAS Y UN LARGO ETC.

EL PRIMO BOBO DE TONTOSOL: REFRESCOS Y ZUMOS

SNACK, BOLLERIA Y SIMILARES

ALIMENTOS CON AZUCAR REFINADA

REGLEANDO

Capítulo 9.1. BASUREANDO. NUNCA PATATAS Y DERIVADOS

Cuales **Consumir**?.

⇨ **NINGUNO.**

Cuanto?.

⇨ **NO Consumir**, excepcionalmente una Ración al Mes*.

Ración: 100 gramos.

*Deberás hacer una HORA extra de Running (Correr en Castellano del S. XX., jejeje), por cada ración que consumas.

NO Consumir?.

⇨ **NO** a Todos los **alimentos procesados y envasados** que llevan en sus **ingredientes la patata o almidón.**

Snack, Patatas Fritas, Golosinas, etc.

Alternativas para Consumo Semanal?.

◆ **Snackea con la Fruta**, te saciaran mas, perderás michelines (adelgazaras), y tu cartera seguirá intacta.

◆ **Chip de Frutas** (Plátano, Manzana, Pera, Fresas, Batata, Calabacín) córtalas en rodajas finas, al Horno, y zis zas, ya tienen una alternativa saludable a esas **patatas fritas engordakilos.**

Capítulo 9.2. BASUREANDO. PASTELERIA & POSTRES INDUSTRIALES

Cuales **Consumir**?.

⇨ **NINGUNO.**

Cuanto?.

⇨ **NO Consumir**, excepcionalmente una Ración al Mes*.

Ración: 50/100 gramos.

*Deberás hacer una HORA extra de Running (Correr en Castellano del S. XX., jejeje), por cada ración que consumas.

NO Consumir?.

⇨ **NO Pastelería Industrial** (Galletas, Magdalenas, Croissant, Bollitos, Pan, Dulces, Pasteles, Tartas...).

⇨ **NO Postres Industrial** (Flanes, Yogures Sabores, Cuajada, Helados...)

Alternativas para Consumo Semanal?.

◆ **Postres Caseros** (SOLO HECHOS EN CASA) con **Leche Entera, Harinas y Cereales Integrales, Huevos, Miel de Bosque**...

Capítulo 9.3. BASUREANDO. PRECOCINADOS: PIZZAS, LASAÑAS, HAMBURGUESAS y UNOS MILES MÁS

Cuales **Consumir**?.

⇨ **NINGUNO.**

Cuanto?.

⇨ **NO Consumir**, excepcionalmente una Ración al Mes*.

Ración: 100 gramos.

*Deberás hacer una HORA extra de Running (Correr en Castellano del S. XX., jejeje), por cada ración que consumas.

NO Consumir?.

⇨ **NO Pizzas y Pastas Procesadas**, incluido Masas Precocinadas.

⇨ **NO** Hamburguesas, Kebab, Salchichas y otros **procedentes de Carnes Procesadas.**

Alternativas para Consumo Semanal?.

◆ **Pizza Casera Integral** (SOLO HECHOS EN CASA), con Salsa Casera (SOLO HECHOS EN CASA).

◆ **Hamburguesas o Albóndigas Caseras** de **Legumbres y Verduras** (SOLO HECHOS EN CASA).

Capítulo 9.4. BASUREANDO. CARBOHIDRATOS REFINADOS: GIRASOL, MARGARINAS Y UN LARGO ETC

Cuales **Consumir**?.

⇨ **NINGUNO.**

Cuanto?.

⇨ **NO Consumir**, excepcionalmente una Ración al Mes*.

Ración: 100 gramos.

*Deberás hacer una HORA extra de Running (Correr en Castellano del S. XX., jejeje), por cada ración que consumas.

NO Consumir?.

⇨ Todos los **alimentos envasados** que uno de sus **ingredientes** principales es **Azúcar** refinada o blanca, **Harina** refinada o blanca, **Pasta** refinada o blanca, **Arroz** refinado o blanco.

⇨ **Si pone solamente azúcar, harina, pasta o arroz,** ES **REFINADO** o blanco/a, los **saludables**, especifican que son **INTEGRALES**.

Alternativas para Consumo Semanal?.

◆ **Cocinar en Casa,** no confundir con CALENTAR en Microondas.

Capítulo 9.5. BASUREANDO. EL PRIMO BOBO DE TONTOSOL: REFRESCOS Y ZUMOS INDUSTRIALES

Cuales Consumir?.

⇨ **NINGUNO.**

Cuanto?.

⇨ **NO Consumir**, excepcionalmente una Ración al Mes*.

Ración: 250 mililitros.

*Deberás hacer una HORA extra de Running (Correr en Castellano del S. XX., jejeje), por cada ración que consumas.

NO Consumir?.

⇨ **Refrescos** como Cola, Naranja, Isotónicas, **Energéticas,** cuyo ingredientes principales son el **AZUCAR y los aditivos químicos.**

⇨ **Zumos Industriales** de Naranja, Piña, Multifrutas, etc., ingredientes principales fruta procesada, concentrado de fruta, néctares de fruta, con azucares añadidos y aditivos.

Alternativas para Consumo Semanal?.

◆ **Haz tus propias Naranjadas o Limonadas** Caseras, es sencilla y rápida de preparar, (Agua, Naranja o Limón y Miel) y de regalo te activaras perdiendo michelines, ahorrarando una "pasta gansa".

◆ **Diseña tus Bebidas Energéticas Saludables**, con Agua, Guaraná (en Herboristerías en polvo) y algún extra como Jengibre, Limón, Te Verde, Miel o Stevia, etc., te activaras, adelgazaras y ahorraras una "pasta gansa".

◆ **Comprar fruta Fresca y hacer Zumo en Casa**, cómprate un Exprimidor Eléctrico, si eres Fans Zumero, aunque no abuses (máximo UNO al día), el zumo pierde el 90% Vitaminas que trae la Fruta.

Capítulo 9.6. BASUREANDO. SNACK, BOLLERIA Y SIMILARES

Cuales Consumir?.

⇨ **NINGUNO.**

Cuanto?.

⇨ **NO Consumir**, excepcionalmente una Ración al Mes*.

Ración: 100 gramos.

*Deberás hacer una HORA extra de Running (Correr en Castellano del S. XX., jejeje), por cada ración que consumas.

Cuales NO Consumir?.

⇨ **NO** los **alimentos procesados y envasados** que llevan como unos de sus **ingredientes la patata o almidón y/o Azúcar**

Snack, Bollería Industrial, Golosinas, etc.

Alternativas para Consumo Semanal?.

◆ **Snackea con la Fruta**, te saciaran mas, perderás michelines, y tu cartera seguirá intacta.

◆ **Chip de Frutas** (Plátano, Manzana, Pera, Fresas, Batata, Calabacín) córtalas en rodajas finas, al Horno, y zis zas, ya tienen una alternativa saludable a esas **patatas fritas engordakilos.**

Capítulo 9.7. BASUREANDO. ALIMENTOS CON AZUCAR REFINADA

Cuales Consumir?.

⇨ **NINGUNO.**

Cuanto?.

⇨ **NO Consumir**, excepcionalmente una Ración al Mes.

Ración: 100 gramos.

*Deberás hacer una HORA extra de Running (Correr en Castellano del S. XX., jejeje), por cada ración que consumas.

NO Consumir?.

⇨ Todos los **alimentos procesados y envasados** que llevan como unos de sus **ingredientes el azúcar**, que son el 90% de lo que compramos en el Súper.

⇨ **Caldo** de Pollo, **Mermeladas, Cremas** de Untar, y un **millón mas...**

Alternativas para Consumo Semanal?.

◆ **Caldo y Cremas Caseras**, HECHOS EN CASA, con **ingredientes naturales**.

Capítulo 9.8. REGLEANDO

La Regla del Tercio:

◆ Haz como **GHANDI, Guerra Total y Pacifica** al Colonialismo Alimentario.

◆ **NO LOS COMPRES**, si es industrial y/o con Azúcar y/o Almidones y/o si es **BASUREO Alimentario.**

◆ **COCINALOS** saludables en **CASA.**

Recuerda:

◆ La Comida Basura o Basureo Industrial, son **Carbohidratos Refinados** (azucares) o **ENGORDAKILOS.**

Repetimos:

◆ La Comida Basura o Basureo Industrial, son **Carbohidratos Refinados** (azucares) o **ENGORDAKILOS.**

Capítulo 10. CONSERVAS Y CONGELADOS DE EMERGENCIA

ES UNA EMERGENCIA...

MI CARRITO DE LA COMPRA: MITOS Y LEYENDAS

MI CARRITO DE LA COMPRA: CESTA ECONOMICA

MI CARRITO DE LA COMPRA: CESTA MILLONETIS

REGLEANDO

Capítulo 10.1. CONSERVAS Y CONGELADOS DE EMERGENCIA. ES UNA EMERGENCIA...

A veces la urgencia, nos lleva a **comprar CONSERVAS o CONGELADOS,** que NO son pescados ni verduras, **son CONSERVAS o CONGELADOS,** solo utilizarlas con **moderación.**

Si hacemos una compra correcta, **aunque NO ADELGAZEMOS,** por lo **menos NO ENGORDAREMOS** mas, lo IMPORTANTE es que sean con ACEITE DE OLIVA y/o SIN ADITIVOS extras.

⇨ EN **ACEITE DE OLIVA** LAS CONSERVAS DE PESCADOS.

⇨ **SIN PATATAS O MAIZ** LOS CONGELADOS VERDURAS.

⇨ **NUNCA JAMAS CONSERVAS** DE VERDURAS Y/O FRUTAS.

⇨ **SIN ADITIVOS** QUIMICOS Y/O AZUCARES.

⇨ CONSUMIRLOS **OCASIONALMENTE.**

Capítulo 10.1. CONSERVAS Y CONGELADOS DE EMERGENCIA. MI CARRITO DE LA COMPRA. MITOS Y LEYENDAS

Metodología o **Como Comprar?**.

⇨ **Ignora** los **ANUNCIOS** masivos de la TV y descarta los productos con **Cajas y/o Botes superllamativas**, carísimos para tu salud y tu cartera.

Calidad o **Marketing?**.

◆ **RELEE los capítulos** anteriores, si no lo recuerdas, pero yaaaaa.

Si son de **INGREDIENTES naturales** sin aditivos, es de CALIDAD, así que, hay que revisarlos, **si tiene "extras", NO lo compres.**

Tiempo o Cuando Comprar?.

Comprando una vez al mes es suficiente, ya que se conservan semanas y/o meses en la nevera y/o cocina.

Capítulo 10.3. CONSERVAS Y CONGELADOS DE EMERGENCIA. MI CARRITO DE LA COMPRA. MI CESTA ECONOMICA

⇨ **Conservas de Pescado** en ACEITE de OLIVA (Atún, Caballa, Sardinas, Anchoas, Mejillones, etc.).

◆ Marca Nixe y/o Atlantic. LIDL y/o Marca Sal de Plata. ALDI

⇨ **Congelados de Verduras** (Setas, Menestra, judía, Espinacas, Guisantes, Brócoli, etc.).

◆ Marca Barnetti. LIDL y/o Marca El Cultivador. ALDI

⇨ **TOMATE Triturado.**

◆ Marca Freshona LIDL y/o Marca El Cultivador. ALDI

Capítulo 10.4. CONSERVAS Y CONGELADOS DE EMERGENCIA. MI CARRITO DE LA COMPRA. MI CESTA MILLONETIS

⇨ **Conservas de Pescado** en ACEITE de OLIVA (Atún, Caballa, Sardinas, Anchoas, Mejillones, etc.).

◆ Marca Cuca. CARREFOUR y/o Marca Hacendado. MERCADONA

⇨ **Congelados de Verduras** (Setas, Menestra, judía, Espinacas, Guisantes, Brócoli, etc.).

◆ Marca Carrefour. CARREFOUR y/o Marca Hacendado. MERCADONA

⇨ **Conservas de Verduras** (Espárragos, Pimientos Piquillo, etc.)

◆ Marca Pedro Luis. CARREFOUR

⇨ **TOMATE Triturado y/o Entero**

◆ Marca Carrefour Bio. CARREFOUR

⇨ **Mostaza Eco**

◆ Marca Maille al Ancinne. CARREFOUR

Capítulo 10.5. CONSERVAS Y CONGELADOS DE EMERGENCIA. REGLEANDO

La Regla del Tercio:

◆ EN **ACEITE DE OLIVA** LAS CONSERVAS DE PESCADOS.

◆ **SIN PATATAS O MAIZ** LOS CONGELADOS VERDURAS.

◆ **NUNCA JAMAS CONSERVAS** DE VERDURAS Y/O FRUTAS.

◆ **SIN ADITIVOS** QUIMICOS Y/O AZUCARES.

◆ CONSUMIRLOS **OCASIONALMENTE.**

Recuerda:

◆ La mayor parte que nos VENDEN como Conservas y/o Congelados, son **Carbohidratos Refinados** (azucares) o **ENGORDAKILOS.**

Repetimos:

◆ La mayor parte que nos VENDEN como Conservas y/o Congelados, son **Carbohidratos Refinados** (azucares) o **ENGORDAKILOS.**

Capítulo 11. NO MOLESTAR, ESTAMOS YANTANDO

(COMER EN CASTELLANO MODERNO)

EN EL PAIS DEL NUNCA JAMAS: COMIDA BASURA.

DE PINTXOS: BARETOS & RESTAURANT.

TUPPER WARE

COMER TRABAJANDO.

BOCATEANDO

TOMAR CAFÉ CON LOS AMIGOS/AS

VISITAR A LA FAMILA Y/O AMIGOS/AS

EL ARCO MEDITERRANEO O POR PAIS

GENTE TOXICA.

EXISTIO LA ATLANTIDA? COMO COMER.

Capítulo 11.1. ESTAMOS YANTANDO. EN EL PAIS DEL NUNCA JAMAS: COMIDA BASURA.

⇨ Nuestro **IDOLO,** es el **Capitán Garfio,** que **"expropiaba" carteras ajenas,** y si te descuidaba, hasta tu **cabeza se llevaba de regalo.**

⇨ Nuestro **IDOLO,** es la **comida basura,** que **"expropia" nuestras carteras,** y si te descuidas, hasta tu **salud se lleva de regalo.**

Abajo el **malvado Capitán Grafio** y la **Comida Basura** (son **Carbohidratos Refinados o** azucares o **ENGORDAKILOS)** que son **gemelos clonados.**

En Roma veras polos Benetton a mansalva, pero se ve a una legua, que son del rastro, todo a 1€, lo mismo pasa con la comida chatarra, solo debes mirar al comprar.

Y como lo veo, yo uso gafas?.

Ahhh, recordamos, **lee la etiqueta de los ingredientes** que encontraras siempre en la parte de atrás de los productos, si trae **azúcar, sal, aceites sin identificar** o cualquier otro ingredientes que no utilizara tu abuela en la cocina, **NO LO COMPRES.**

⇨ **Ahorraras "pasta gansa"** evitando comprar comida chatarra, y **te podrás hacer una escapadita a Roma,** a ver Benetton "made in rastro", o si lo prefieres a visitar el Coliseum.

La Regla del Tercio:

◆ **NO** a los **IDOLOS** alimentarios.

◆ **Lee** las **ETIQUETAS.**

◆ **Ahorraras "pasta gansa",** si haces lo anterior.

Capítulo 11.2. ESTAMOS YANTANDO. DE PINTXOS: BARETOS & RESTAURANT.

Ahora lo prohibirás, **"pesao", TODO** lo **PROHIBESSS¡**

Pues **NO**, es agradable, **periódicamente**, repito, periódicamente, no todos los días, ir a con la pareja, amigos o familia y **compartir un rato de charla**, algo en **"peligro de extinción"** con tanto **Whatsapp,** jejeje.

◆ Solo debemos tener un pequeño **"Guion de Telenovelas"** de obligado **cumplimiento:**

⇨ **"PICOTEA"** algo de **fruta y lácteos antes de salir**, para no ir con tanta "jambre" que te comerías un caballo.

⇨ **"ALTERNA"**, una vez a un Chino, otra a un Hindú, otra a un Árabe, otra vez a Spain.

⇨ **"BEBE"** mucha **Agua**: antes, durante y después de la comida, nada de bebidas azucaradas (NO colas, NO refrescos y NO zumos de bote).

⇨ **ENTRADA,** o más bien Entrante, pide una **Ensalada**, como debe ser, no esas gringadas pseudoensaladas con salsas de 1000 calorías.

⇨ **FISH and MEAT,** Pescado o Carne **como plato principal**, es imposible saber si esas pastas & company, que ingredientes llevan.

⇨ **"CAMBIA"** la guarnición de patatas pre fritas y ultra congeladas, micro ondizadas, **por una guarnición de verduras.**

⇨ **"PIDE"** pan Integral y que se lleven eso de nos venden como pan (refinado, azucarado y dopado).

⇨**"STOP"** a las **Salsas, NADA de Salsas,** son 1000 calorías de regalo, utiliza limón, aceite, etc.

⇨ **"POSTREA" fruta**, o un **café**, o un **té**, o una **copa de vino**, nada de "postres" industriales.

⇨ **"RELEE"** este **Guion** antes de salir de Restaurantes, jejeje.

La Regla del Tercio:

◆ **SALIR** es **ACTIVARSE,** hazlo.

◆ **Relee** el "**Guion** de Telenovelas" antes de Salir.

◆ Y **CUMPLELOOO.**

Recuerda:

◆ No **confundas la COMIDA** con los **Carbohidratos Refinados** (azucares) o **ENGORDAKILOS**, que son habituales en muchos restaurantes.

Capítulo 11.3. ESTAMOS YANTANDO. TUPPER WARE

Ahhh, pero yo por mi trabajo **ALMUERZO** todos los días **en la Calle**¡¡¡

Pues a mí me sucede lo mismoooo, jejeje.

Más **sencillo** imposible, te vas a **IKEAR**, te compras una bolsa Refrigerante, tres tarteras, un Bote pequeño con Tapa y un Termo.

⇨ En una Tartera pones **una Ensalada** (lechuga, tomate, cebolla, aceitunas, queso fresco, etc.) y en el **Bote pequeño una Vinagreta** (Aceite Oliva +Vinagre + Sal).

⇨ En el Termo pones **ese Guiso** que preparaste un **Ollon de cinco kilos** (lo has sacado del congelador y calentado en la cocina previamente).

⇨ En el otro Termo pones **tu segundo**, ya sea Pescado con Verduras, o Espaguetis Integrales con Salsa Casera, o un Wok de Verduras con Pollo, o lo que hallas cocinado en los días pasados.

⇨ Echas **dos piezas de Frutas en** la Bolsa Refrigerante, junto con las Tarteras y Termos.

⇨ Sin olvidar (que siempre se olvidaaa) los cubiertos y las servilletas, y listo.

Ya sabes, come **de TaperWare**, como **si COMIERAS en CASA,** esas **chorrada**s de comprar una **barra de pan del Súper** y una **bandeja de mortadela**, lo dejas para los se quieren auto suicidar o **buscan una Diabetes galopante**.

La Regla del Tercio:

◆ Ve a **IKEAR.**

◆ De **TaperWare**, como si **COMIERAS** en **CASA.**

◆ Y **HAZLOOO.**

Capítulo 11.4. ESTAMOS YANTANDO. COMER TRABAJANDO.

Ahiii, pero yo **por mi trabajo** como todos los días en la **Comedor de la Empresai**.

Creía que eso ya **no existía**, jejeje.

Critiquemos a mi **amigo Alfonso**, que también come trabajando.

⇨ Se **va al "curro"** habiendo tomado un **solo vaso de Leche**, si no fuera un buen amigo, cambiara la c por una b, hay que desayunar según la **regla del tercio**:

◆ **Proteínas**: Leche o Huevos o Yogurt o Queso Fresco.

◆ **Ácidos grasos**: Aceite Oliva o Mantequilla, o Carne.

◆ **Carbohidratos No refinados**: Pan Integral o Fruta.

⇨ A **Media Mañana**, se toma carbohidratos refinados o azucares (**pan refinado**) + carbohidratos refinados o azucares (**aceite girasol**) + carbohidratos refinados o azucares (jamón cocido) + café (**estimulantes**) + carbohidratos refinados o azucares (**azúcar**).

◆ No escuchaaa, los **carbohidratos refinados o azucares**, solo sacian durante **UNA HORA**, y el exceso se **convierte** automáticamente en **MICHELINES**, son unos auténticos **ENGORDAKILOS**.

◆ La **Regla del Tercio**: Los **carbohidratos** complejos + **proteínas** + **ácidos grasos**, **sacian** durante dos a **cuatro horas**, así no llegaras con un hambre de Lobo al Restaurante, y de paso **NO añadirás michelines** extras (**NO ENGORDARASSS**).

◆ **Fruta y mas Fruta**, dos piezas es lo ideal, ricas en **FIBRA**, que nos **sacian** durante **varias horas**, y además **nos hará adelgazar**, jejeje.

⇨ LA **COMIDAAA**, se toma carbohidratos refinados o azucares (**pan refinado**) + carbohidratos refinados o azucares (**cola**) + carbohidratos refinados o azucares y/o complejos con proteínas (un **plato de cuchara**) + carbohidratos refinados o azucares y ácidos grasos (**fritos con aceite girasol**) + carbohidratos refinados o azucares y ácidos grasos (**repite fritos con aceite girasol**) + carbohidratos refinados o azucares (**postre industrial azucarado**).

◆ Sigue **sin escucharmeee,** los carbohidratos refinados o azucares, solo **sacian** durante **UNA HORA**, y el exceso se convierte automáticamente **en MICHELINES.**

◆ La dichosa **Regla** del **Tercio (carbohidratos complejos + proteínas + ácidos grasos)** se la **pasa por el Foro,** no sé si es porque no quiere leer el capitulo RESTAURANTES, o porque es así, jejeje.

⇨ **MERIENDA,** pues **no merienda,** esta MALLL hay que comer un mínimo de **CINCO veces al día,** los que **comen menos de tres veces al día,** son los que **mas michelines acumulan.**

◆ Un **par piezas de frutas** (ricas en fibra) y **un lácteo** (yogurt o queso) es lo mejor para perder kilosss.

⇨ **CENANDO**, mi amigo Alfonso, **se excusa** con el "**rollo**" de: Desayuna Como Un Rey, Almuerza como un Príncipe y Cena como un Mendigo, una BARBARIDAD tan grande como el castillo del Conde Dracula.

◆ No quiere entender, que **si desayunas ligero** (su precario vaso de leche) **debes cenar,** y **aunque desayunes fuerte,** debes **cenar en condiciones.**

◆ Se lo **repito otra vez, Ensaladas o Frutas** (carbohidratos complejos), **Pescado** (Proteínas) y **Lácteos** (acidos grasos).

◆ **NO** cometas los mismos **errores** que mi **amigo Alfonso**, pues iras **tres veces en semana al Gym**, y **jamás adelgazas**, e inclusive, engordaras.

La Regla del Tercio:

◆ Come **CINCO VECES** al día.

◆ La **Regla** del Tercio: **Proteínas + Ácidos Grasos + Carbohidratos Complejos.**

◆ **NO** cometas los mismos **errores** que mi **amigo Alfonso.**

Recuerda:

◆ Los **Carbohidratos Refinados** (azucares) son unos **ENGORDAKILOS.**

Capítulo 11.5. ESTAMOS YANTANDO. BOCATEANDO

"COMER BOCATAS SALUDABLES": Los bocatas, no es lo más sano, pero se puede conseguir que sean semi saludables, **recuerda la Regla del Tercio**:

⇨ **REGLA UNA. LO BASICO:**

◆ Siempre **Pan Integral** (Trigo, Espelta, Centeno...).

◆ Si es necesario añadir **Aceite Oliva Virgen,** que es **OMEGA 3,** jamás Margarina, Girasol u otros.

◆ Añadir siempre al Bocadillo, **Queso Fresco y/o Verduras.**

⇨ **REGLA DOS. ACOMPAÑAR:**

◆ Beber **AGUA**, antes, durante y después, **JAMAS** COLA o REFRESCOS AZUCARADOS, que son **Carbohidratos Refinados** o **ENGORDAKILOS.**

◆ Tomar de Postre, **LACTEOS** como QUESO Fresco (Burgos, Mozarela, Feta, Requesón, etc.), Yogurt Natural o Griego, o Leche Entera y/o **FRUTA FRESCA** de Temporada.

⇨ **REGLA TRES. ADEREZOS:**

◆ Utiliza la Salsa de Yogurt estilo Griego (Yogurt Natural Griego + Pepino rallado + Sal + Aceite Oliva), es rápida de preparar y súper sana.

Capítulo 11.6. ESTAMOS YANTANDO. TOMAR CAFÉ CON LOS AMIGOS/AS.

NO LO **PROHIBAS, POR FAVOR¡¡¡.**

Por **supuesto que NO,** el **Cafetear** con las amistades es **una manera saludable de activarse.**

⇨ **Puedes Cafetear** todo lo que quieras, ya que el Café es un Guerrero antimichelines, en cambio, el **AZUCAR** que le añades, es lo que **ENGORDA.**

⇨ Si lo tomas fuera de Casa, pide **SACARINA,** o si eres atrevido/a, **lleva** tu Botecito de **Miel** o **Stevia.**

Y de paso **MI CERVEZITA¡¡¡**

⇨ **NOOOO,** fuiste a cafetear, la **cerveza es full maltosa,** el azúcar es el hermano bueno de la Malosa o Maltosa, así que **aléjate de ella,** a menos que quieras **adquirir** nuevos **michelines** o ENGORDARRR.

Pues **ACOMPAÑARE** mi cafelito con unos **pastelitos y galletas¡¡¡**

⇨ **REQUE NOOOO,** se supone que leistes el capitulo dedicados a esos POSTRES asesinos para nuestra salud y que nos regalan michelines extras.

Entonces, CON QUE LO **ACOMPAÑOOOO¡¡¡**

◆ Recuerda una Regla del Tercio, come siempre Fruta o Lácteos Frescos antes de SALIR de CASA.

◆ Además, si eres previsor/a, abras echado a tus bolsillos, una pieza de fruta y unas galletitas integrales hechas en casa.

◆ Si estas desesperado/a, pídete un PITUFO de Pan Integral con Aceite y/o Tomate y/o Jamón Serrano y/o Similar.

La Regla del Tercio:

◈ Cafetea, pero **SIN AZUCAR.**

◈ **NO** a la **MALOSA** o Maltosa (la dichosa **Cerveza**).

◈ No picotees, fuiste **a CAFETEEAR, NO** a comer **BASUREO.**

Recuerda:

◈ Los **Carbohidratos Refinados** (azucares) son unos **ENGORDAKILOS.**

Capítulo 11.7. ESTAMOS YANTANDO. VISITAR A LA FAMILA Y/O AMIGOS/AS

LLEVAR **PASTELITOS DE REGALO, AHHHH.**

De vez en cuando, algún **amigo o familiar** "**despistao**" aparece con una **bandeja** con **300 pastelitos**, para los cuatro que habremos en la reunión.

⇨ Lo **mejor** sería, **NO abrirle la puerta** y mandarlos de paseo a su Casa, pero como somos "buena gente" no lo hacemos, GRAVE ERRORRR.

"**Prevenir vale más que Curar**", hay que **notificar** con antelación que **NADA** de traer o llevar "**pastelitos**", y como seguimos siendo "guenos", les recordamos las conocidas Reglas del Tercio:

◈ Solo los **DOMINGOS.**

◈ **Un Pastel por Persona.**

◈ **De Pastelería** (Al Paredón la Bollería Industrial).

Y de paso, les **recordamos** en una conversación indirecta, o DIRECTA si no se entera, que tiene otras **alternativas más sanas** (y económicas, jejeje).

• Una Botella de **Vino Tinto.**

• Unas **Pastas de Te, Integrales y Ecológicas.**

• Un **regalo** horrible del **Chino.**

• Algo que te **regalaron** en **Navidad** y *no sabes qué hacer con ello.*

• Un paquete de **Café Arábigo del Yemen** (si cuela, cuela, jejeje).

Y siempre recordarles, que lo importante es su Compañía o Visita, que no es necesario traer nada material, que es lo que MAS EFECTIVO resulta, aunque como sea como mi Family, lo mejor sería "atrancar" la puerta con un Árbol de los grandotes, jejeje.

La Regla del Tercio:

◆ Solo los **DOMINGOS.**

◆ **Un Pastel por Persona.**

◆ **De Pastelería** (Al Paredón la Bollería Industrial).

Recuerda:

◆ Los **Carbohidratos Refinados** (azucares) son unos **ENGORDAKILOS.**

Capítulo 11.8. ESTAMOS YANTANDO. EL ARCO MEDITERRANEO O POR PAIS

En lo que debemos comer, para estar sanos y fuertes, influye el país donde vivimos.

⇨ **Si vivimos en países fríos**, esta Libro no es totalmente eficaz, porque debemos tener en cuenta:

◆ Necesitamos **más calorías** (pero de calidad), ya que el FRIO es un QUEMA calorías.

◆ **No tienen los mismos alimentos** (no hay Olivos ni esa maravilla llamada Aceite de Oliva Virgen Extra) pero tiene viejas alternativas idóneas para esos países (mantequilla para freír) o nos superan (el Pan de Centeno es más saludable que el de Trigo).

◆ La **falta de frutas y verduras** de una adecuada **calidad** nutricional (por ejemplo, existe esa "cosa" llamada tomate holandés, que no se le recomiendo ni a mi EX, jejeje), es otro diferencia.

◆ Los **horarios son diferentes** (se levantan antes y se acuestan antes), y el habito de comer a ciertas horas (que hace adelgazar) son diferentes.

◆ Y sin olvidar el **factor genético**, mucha gente del Norte, con su gastronomía tradicional, NO ENGORDA, pero un Mediterráneo que se va vivir a esos lares, ENGORDA docenas de kilos, con la misma gastronomía tradicional nórdica.

⇨ **Si vivimos en el Mediterráneo Europeo,** debemos recordar que la Gastronomía es similar (Italia* tiene sus particulares):

◆ La moderna "Dieta Mediterránea" o EngañaBobos y/o Engorda Kilos, que nos venden en todos los lugares, incluida la TV, algunos ejemplos de ello:

• El dichoso "pescaito frito", que los pardillos and company se creen que es plato antiguo (como las pirámides), cuando yo apenas lo recuerdo en mi infancia.

• El Pan de Súper con nombre de Artesano, del Abuelo and Company, que se hace con harina refinada, que no existía hace tantos años.

• Las salsas "caseras" de Bote, de 1000 calorías por ración.

• Debemos asumir, que la famosa Dieta Mediterránea que nos "venden", tiene unas escasas décadas, es un factor extra para ENGORDAR.

◆ La moderna "Dieta Gringa" o PONERNOS GORDOS YA, que nos venden en todos los lugares, desde el Súper, el Restaurant, en Casa, es la causa principal de la Obesidad, algunos ejemplos de ello:

• El Aceite de Girasol o Semillas, carbohidratos refinados o azucares 100%.

• La Comida Preparada y Envasada, para calentar en esa máquina infernal llamada MICROONDAS.

• El confundir la CARNE con los procesados cárnicos (carbohidratos refinados o azucares + acidos grasos insanos), porque son más rápidos de preparar.

• La pasta y harinas a mansalva (carbohidratos refinados o azucares), ya que es chévere parecer un "Gringo" o por la eterna excusa de que no tenemos tiempo.

• Debemos asumir, que la famosa "Gringa", que tiene unas escasas décadas, es un factor principal para ENGORDAR.

◆ La vieja "Dieta Mediterránea" o ADELGAZA KILOS, que cada vez se ve menos:

• Las Sardinas o Caballa asadas, con un buen chorreón de aceite de oliva virgen, o esos boquerones en vinagre.

• El Pan Cateto, de harina sin refinar, con levadura fresca y horneada por unas horas.

• Las Salsas Caseras, con CERO calorías y ANTI KILOS.

• Debemos asumir, que la VEIJA Dieta Mediterránea que está en proceso de desaparición, que tiene miles de años, es un factor importante para ADELAGAZAR.

* Italia hacen un consumo muy elevado de harinas (pastas, pizzas, polenta), que era acorde a UN trabajador del campo, con jornadas de 16 horas diarias, lo que a traído consigo (aunque se cocina mucho en casa, pero con ingredientes erróneos) al aplicarla en las ciudades, un IMPORTANTE REPUNTE DE LA OBESIDAD.

⇨ **Si vivimos en el Mediterráneo Norte Africano**

◈ Es uno de los pocos lugares donde **se conserva la vieja** "Dieta Mediterránea", saludable y ANTI michelines.

◈ Viajar a Marruecos, y comer su **Gastronomía local** (no hablo la destinada a los Turistas), te hará recordar los sabores y olores de los **platos de nuestros abuelos**, que no tenían ningún problema con esta lacra llamada Obesidad, además encontraras pocas personas obesas en dichos países.

◈ Plantéate viajar al Norte de África (NO como turista, sino como viajero), y habrás dado otro paso en cambiar esta **mentalidad adictiva hacia los azucares**, que debemos descartar si queremos ADELGAZAR.

⇨ Recuerda, debes alimentarte acorde a las características del país donde vives, los alimentos disponibles y los factores genéticos heredados.

Capítulo 11.9. ESTAMOS YANTANDO. GENTE TOXICA.

Gente Toxica?

Yo creía que había **comida toxica** o poco saludable, pero **personas**...

Pues sí, **toxicas para tu salud y tú peso,** y los clasifico, por hacerlo de alguna manera:

⇨ **FAMILIA.** Lo normal es que no sean tóxicos, pero hay excepciones, los típicos PADRES que cuando lo visitas te ponen una TONELADA de comida, ideal para un jornalero medieval que curraba 16 horas al día, 10.000 calorías, lo que debes comer en una semana.

◆ Primero explícales que **es demasiado,** y aunque **no te harán ni casoooo,** pon tu los limites, come moderadamente y avísales que "restringirás" las visitas, si presionan en exceso con esas toneladas de comida, al final irán "tragando", pero **será como un campeonato de boxeo eterno,** jejeje.

⇨ **AMIGOS/AS.** Los Amigos, aunque nos mintamos, **hay pocos,** como cuando fue a ver a mi amiga Loli, **primero puso** para picar un **pseudo salchichón procesado con azúcar, almidón y similares,** de esos que nos venden en el Super por uno o dos euros, a los **tres minutos** su **conciencia** le remordió, sacando **un embutido de verdad** y llevando esa "cosa" previa, es un amigo, por lo tanto, al final su amistad prevalecerá.

◆ En cambio, **otro día,** que fui a visitar a mi **"amiga" Florencia,** y me puso una **mortadela** de **origen e ingredientes desconocidos,** teniendo guardado en su despensa, algún embutido de calidad (mi olfato no falla, jajaja), y tuvimos que **comerlas a punta de pistola** esa "mortadela".

◆ Por supuesto le tuvimos que **reparar la TV** que le estaba fallando, y dejársela O.K, **a cambio** de esa **"mortadela",** este tipo de "amigos" son problemáticos, e inclusive utilizar este termino de "amistad" es una chorrada, eso se llama interés a cambio de michelines extras, **lo mejor es reflexionar sobre si nos compensa tener dichas "amistades".**

⇨ **COMPIS.** Compis, Compañeros de Trabajo, Juerga, Gym…

◆ En mi trabajo, tengo al lado, **un compi**, **Berni**, que siempre que me ve, trata de **ser amable**, y me ofrece cada día, mil veces al día, **patatas fritas, magdalenas industriales, snack** y otros tantos carbohidratos refinados o azucares, **pésimos para mi salud** y buenísimos para mis michelines, y cada día **le digo** mil veces, **no gracias**, no es sano y engorda, **pero insiste e insiste**, como **un político** en plena **campaña electoral.**

◆ Lo positivo, es que **Berni solo hay uno,** y hay muchos otros compis, que son lo contrario, y ya saben que no comes comida basura, y no incordian.

◆ A veces, me **entra ganas** de **deportar** a Berni a un **mundo paralelo**, pero solo toca **reírse e ignorarlo.**

⇨ **Y LA PAREJA QUE?**

◆ Depende, las **hay que actúan** como **FAMILIA**, otras como **AMIG@S**, y otras como **FLORENCIA Y BERNI**, si son como las **últimos**, que quiere que te digas, **TIENES UN PROBLEMA,** y de los grandes.

La Regla del Tercio:

◆ **Familia Toxica** o la **Guerra Eterna.**

◆ **Amigos de Verdad,** hay **pocos, Conocidos** muchos.

◆ **Compis Tóxicos,** reírse e ignóralos.

Capítulo 11.10. ESTAMOS YANTANDO. EXISTIO LA ATLANTIDA? COMO COMER.

Mas bien, habría que decir **como BEBER**, ya que somos 70% agua, y es el gran **pilar** de una **dieta saludable** que nos haga desengordar.

Nuestro **metabolismo** esta tan caótico, que **NO distingue** cuando queremos **comer y cuando beber**, el 20% que creemos que tenemos "jambre", en realidad tenemos SEDDD.

⇨ **Beber AGUA**, cada vez que creas que **tienes apetito,** así evitaras comer cuando no tienes "jambre, pero si sed, y tu consumo de calorías descenderá hasta un 500 calorías diarias, que son muchas....

Nuestro cuerpo es un 70% AGUA, NO cola o zumo, y lo que **necesita es AGUAAA**, tómala **antes** de comer o picotear, **durante** comas o picotees, y **después** de comer o picotear, y bebe **AGUA** cada vez que **te apetezca**.

◆ **Beberte una COLA** (ya sea estándar o light u otros nombres rebuscados) **diaria** pequeñita, son un extra de **+ DIEZ KILOS ANUALES** en **michelines**, y si tomas una cola + un zumo industrial, hablamos de 20 KILOS ANUALES DE MICHELINES que añadimos a nuestro sufrido cuerpo.

Pero yo voy al Gym, así que no pasa nada¡

◆ Solo **perder** esos **michelines extras**, son de **CINCUENTA A CIEN HORAS** extras en el **Gimnasio**, así que "leña al mono".

⇨ **Y de COMER qué?.**

Recuerda la Regla del Tercio (no hablo de la Legión):

◆ Un tercio de Proteínas.

◆ Un tercio de Ácidos Grasos.

◆ Un tercio de Carbohidratos Complejos o NO Refinados.

Si aun **no tienes claro**, que alimentos son, **repasa los capítulos** anteriores, y tendrás claro, que los **carbohidratos refinados o azucares**, que son unos **ENGORDAKILOS**, son:

◆ Azúcar y todos los alimentos que lo lleven son **carbohidratos refinados o azucares o ENGORDAKILOS.**

◆ Harinas Refinadas y todos los alimentos que lo lleven son **carbohidratos refinados o azucares o ENGORDAKILOS.**

◆ Aceites Refinados y todos los alimentos que lo lleven son **carbohidratos refinados o azucares o ENGORDAKILOS.**

◆ Y todo lo que sea incompresible en la Etiqueta, no es SANO y son **carbohidratos refinados o azucares o ENGORDAKILOS.**

⇨ **Y cuantas veces COMO al DIA?.**

◆ Mínimo **CINCO** Veces (Desayuno, Media Mañana, Almuerzo, Merienda y Cena), **cantidades moderadas** que cumplan la **Regla del Tercio.**

Todos los estudios (y la práctica también) demuestran que las personas que comen CINCO o más veces, engordan menos que los que comen menos de tres veces al día.

⇨ **A Media Mañana y Merienda QUE?.**

Que sean **frutas** (ricas en fibra) y **Lácteos** (Leche Entera, Yogurt Natural, Queso Fresco).

⇨ **Y en el DESAYUNO?.**

Que sean **frutas** (ricas en fibra), **Lácteos** (Leche Entera, Yogurt Natural, Queso Fresco) y Alimentos Integrales.

⇨ **Y en el AMUERZO?.**

◆ Bebe **AGUA** antes, durante y después del almuerzo.

◆ Empieza por una **macro ensalada** como mínimo con frutas y verduras de todos los **colores del arcoíris,** con **queso fresco.**

◆ Un buen **plato de cuchara,** como hacia nuestra abuela (puchero, cocido, lentejas, saltado, etc.), pero no abuses en la cantidad, ya que no trabajamos como jornaleros 16 horas diarias como en los tiempos de la Edad Media.

◆ De vez en cuando, cámbialo por un plato de **Pasta Integral,** pero OJO, con las SALSAS INDUSTRIALES, que un botecito tiene casi 1.000 calorías y son full azúcares y carbohidratos refinados.

◆ Como segundo, **pescado o carne blanca, SIN patatas o ENGORDAKILOS,** con verduritas, **SIN salsas** (utiliza limón, aceite, especies para condimentar).

◆ Y para **Postrear, Fruta y mas Fruta,** pudiéndolo sustituirlo periódicamente por Cuajada, Flan o similar CASERO, no de SUPER, pues ya sabemos su tendencia a crear michelines (ponernos GORDOS en castellano, jejeje)

⇨ **Y en el CENA?.**

Bebe **AGUA** antes, durante y después de la Cena.

◆

Empieza por una **macro ensalada** como mínimo con frutas y verduras de todos los **colores del arcoíris,** con **queso fresco.**

◆ **Pescado o carne blanca, SIN patatas o ENGORDAKILOS,** con verduritas, **SIN salsas** (utiliza limón, aceite, especies para condimentar).

◆ Y para Postrear, **Fruta y mas Fruta,** pudiéndolo sustituirlo periódicamente un **postre** tipo Cuajada, Flan o similar **CASERO,** no de SUPER, pues ya sabemos su tendencia a crear michelines (ponernos GORDOS en castellano, jejeje)

Recuerda, que sean **cantidades moderadas,** si te tomas un ATRACON, y trabajamos en una OFICINA, y odiamos el GYM, amando el SOFFING, te será difícil guerrear contra los michelines (ponernos GORDOS en castellano, jejeje)

La Regla del Tercio:

◆ **Bebe** una y otra vez, **AGUA.**

◆ Come **CINCO** veces al **DIA.**

◆ Recuerda la Regla del Tercio: **Proteínas + Ácidos Grasos + Carbohidratos Complejos** o **NO** refinados.

Capítulo 12. VIVA EL SOFFING

ACTIVATE

YES DEPORTING

EL SOFFING

Capítulo 12.1. VIVA EL SOFFING. ACTIVATE

Promocionando una marca de yogures¡¡¡

Pues **NO**, "**Mens Sana in Corpore Sano**", frasecita con más de dos mil años de antigüedad, de los inventores de la Olimpiada, los Griegos, está demostrado científicamente, el **ejercicio o movimiento** mejora la **capacidad de aprender y recordar.**

Caminar todos los días en rato, es un buen **activador**, ya se, CAMINAR es un incordiooo.

En realidad lo que es un **incordio** es caminar **SIN un OBJETIVO**, tienes que crear un motivo para salir o resalir de casa, te dejo mi "chuleta del cole":

⇨ Siempre se me "**olvido**" **comprar** algo en el Súper o **Tienda**, debo bajar, caminar cinco minutos, coger lo que te "falto" y de paso mirar si hay algo de promoción, pasara por caja y **volver a caminar** otros cinco minutos.

⇨ **Nunca** lleves la **Tarjeta**, solo la cantidad exacta de lo que vas a comprar (estaba escrito en tu listado de la compra semanal), así **evitaras comprar pseudocomida** en el Súper.

⇨ **No pagues con Tarjeta** en el Súper, Mercado o Tienda, **ve al Cajero**, saca una cantidad estimada, y compra al contado, aparte de que caminaras dos o tres veces extras a la semana, **gastaras** hasta un 30% **menos**, **evitando** comprar "**basureo**".

⇨ En el **Herbolario**, compro guaraná natural, un solo bote, para así tener que **volver todas las semanas**, y caminar, es aplicable a los diferentes productos no perecederos que podrías almacenar.

⇨ **Pasea con tus hijos o pareja**, simplemente por su compañía.

⇨ **Cómprate un perro** (no un gato o pájaro), y sal a pasear con él.

⇨ **NO** utilices el **COCHE**, y adquiere un **BONOBUS o METRO**, caminaras más y **ahorras dinero.**

⇨ **Queda** con tus amistades para **charlar y tomar café**, pero ve en **Bus o Metro**, por lo menos una vez a la semana.

⇨ Ve al **Cine y/o Billar y/o Actividad Cultural**, pero ve **en Bus o Metro**, por lo menos una vez a la semana.

⇨ Ve a la **Discoteca o Pub**, por lo menos dos veces al mes, aunque seas un patoso/a (como el que escribe, jejeje), a escuchar **música y bailar.**

⇨ Ve al **Campo/Playa**, por lo menos una vez mes, y **camina**.

⇨ Ve de **Vacaciones**, por lo menos una vez al año, pero **No** en **COCHE**, combina Avión con Bus o Tren, y por supuesto, **NADA** de **Hotel Todo Incluido**, solo Desayuno, camina para buscar restaurantes donde almorzar y cenar.

⇨ Lee un libro (o por lo menos inténtalo) por lo menos una vez mes.

La Regla del Tercio:

◆ **ACTIVATE.**

◆ **NO** al **COCHE.**

◆ **CAMINA, PASEA, VIAJA, CAFETEA, DISCOTECA...**

Capítulo 12.2. VIVA EL SOFFING. YES DEPORTING

Endorfinas y Serotonina, palabrejas "raras", pero están claramente **vinculadas** a la **obesidad,** mas altas las tengamos menos michelines tendremos y menos comida "aumenta kilos" tomaremos.

En una sociedad tan "extraña" como la nuestra **tratamos de subirlas** comiendo **azúcar y comida basura,** hay dos **maneras naturales,** saludables y económicas de estar "superendorfinados" y "superserotoninados", que nos harán adelgazar: El SEXO y el DEPORTE.

⇨ EL SEXO

Pues sí, el SEXO, **nos hace adelgazar,** no tanto por las calorías que quememos, sino por el **aumento** de los **niveles de las hormonas** antes comentadas.

Si **NO lo practicas** con regularidad, **tienes un problema,** que debes tratar de solventar, pero los **Sexólogos** y otros Especialistas en Ligoteo también tienen que "**currar**", así que, mejor **consulta a ellos,** jejeje.

⇨ EL DEPORTE

NO, SOCORRO¡¡¡¡¡¡¡¡¡¡¡¡¡¡¡

Durante **millones de años** hemos hecho **deporte,** la mayor parte **corriendo,** siguiendo **perseguidos** por un enorme **DINOSAURIO** (más bien felino, jejeje), que nos quería **utilizar de almuerzo.**

Las personas que **NO CORREN** (running en los actuales modernismos), **padecen** mas **resfriados, jaquecas, obesidad, diabetes, depresión** que el resto de sus conciudadanos, es la evolución, tenemos grabado en el hipotálamo, cuando huíamos de los temibles DINOSAURIOS.

⇨ Pero **CUAL** DEPORTE hago?.

CORRER como si **HACIENDA** nos **persiguiera,** los nuevos dinosaurios del S.XXI.

⇨ Pero **CUANTO** DEPORTE hago?.

◆ Una **hora de Deporte Diario,** ES IGUAL, a **Una Hora y media Continuada** a la **Semana + Calentamiento Previo.**

◆Esta máquina tan imperfecta como nuestro cuerpo, **necesita "activarse",** para poder perder michelines y subir nuestras defensas, y se tarda de **media 45 minutos** en dicha activación.

◆ Si haces **una hora diaria,** en realidad, has hecho 45 minutos de activación y **15 MINUTOS** de CORRER, si vas todos los días una hora, en realidad solo has runneando una hora y media en la semana.

◆ La otra alternativa, mas **LOGICA,** es dedicar un **día a la semana,** un total de **dos horas y media,** de las cuales, una **hora** a **calentamiento** previo y una **hora** y **media** a CORRERRR.

Ya vez, **la EXCUSA,** que no tienes **tiempo** para hacer deporte, **se te cayó** al suelo como ese vaso de cristal, ya que **SI tienes dos horas y media** libre a la **semana** para **practicarlo.**

Lo **IDEAL,** es hacer **dos días** en **semana** deporte, pero es un ideal, en mi caso, **solo voy UN DIA.**

⇨ Pero **COMO** hago DEPORTE ?.

◆ Debes hacer un **previo de 45 a 60 minutos** de deporte moderado, para **activarte,** utilizando cualquiera de estas alternativas: Abdominales, Pesas, Piscina, Bicicleta...

En mi caso, realizo 45 minutos de pesas y abdominales, y a posteriori 15 minutos en Bicicleta.

◆ Y empezamos **a CORRER,** se debe hacer **UNA HORA y MEDIA,** alternando dos o tres minutos de TROTAR y a continuación el mismo tiempo CORRIENDO.

◆ A posteriori, **RELAJATE** un rato, utiliza la zona de SPA y/o TERMAS, entre 30 y 60 minutos.

◆ A la **SAUNA** (Turca y/o Finlandesa), es OBLIGATORIO, te **tonifica y fortalece,** y sirve como "**activador**" para que los michelines desaparezcan más rápidamente, dedica un mínimo de 30 minutos.

*TERMAS: Aunque la mayor parte de los Gym carecen de ellas, mi **recomendación**, es inscribirse en uno de los que si los tienen disponibles, los GLADIADORES, hace 2.000 años ya las utilizaban, para tonificarse y subir sus defensas, en **ciclos de Agua FRIA y CALIENTE.**

⇨ Que **COMIDA** antes del DEPORTE?.

◆ La noche anterior lo mejor es comer **carbohidratos complejos,** es decir **PASTA INTEGRAL,** si quieres puede incorporar **proteínas** (huevo cocido o carne).

◆ Y **antes** de salir **para el Gym** (dos horas), **Lácteos Frescos & Proteinas** y **Frutas** (Fibra + Carbohidratos Complejos).

⇨ Estoy "**SIN PLATA**" para ir al **Gym**¡¡¡

Sin dinero para el Gym, porque me lo **gasto en cervecitas,** eso le sucede a una amiga mía, quizás debas **plantearte tus prioridades.**

⇨ Tengo **poquito dinero** para el Gym, y **es caroooo**¡¡¡

◆ Muchos Gym, tienes **buenas ofertas,** de cada tres, siempre hay uno con descuentos promocionales, así que **visita tres Gym** y apúntate al que tiene precios promocionales.

◆ Es habitual que si te **apuntas con tu pareja,** o está inscrita en dicho Gym, ofrecen un **descuento 50%** a uno de los inscritos, así el precio será lo adecuado para tu poquito dinero.

◆ "**Influye**" en tu **pareja** para que **se inscriba,** y si no la tienes, quizás sea hora de **tenerla,** aunque sea una **relación "moderna"** con nombre extraño.

◆ Otra **alternativa,** es ir con un conocido/a u amigo/a, y contar la "**película**" de que **sois pareja,** jejeje

⇨ **NO** tengo **DINERO** para el Gym, **mierd...¡¡¡**

Entonces toca IMPROVISAR, lo primero conseguir pesas y maquinas para abdominales, hay que planificarse.

◆ Deja "**CAER**" a amigos y familia, que para tu CUMPLE, SANTO o NAVIDADES, el mejor **regalo de tu vida**, serian dichos **aparetejos**, sino tendrás que comprarlo.

⇨ Con un PRESUPUESTO de -100€, puedes tener tu equipo full.

◆ En los **CHINOS** encontraras **juego de pesas** por 10€.

◆ **DECATLON** hace un par de veces al año, una **Feria de Equipos de Ocasión,** a precios simbólicos Y conseguirás esas **maquinas abdominales, bicicleta** y el **equipamiento básico**, con un presupuesto de poco mas de +50€.

◆ En LIDL/ALDI, traen una **zapatillas de running buenísimas**, por unos +15€.

◆ En **Invierno en Decatlón**, conseguirás la **ropa de running de verano**, a precio de saldo, unos pantalones cortos + camiseta técnica + calcetines deportivos por un total de 12€, y en Verano puedes comprar la ropa de Invierno a esos precios ridículos.

Al final, **nos sobrara** para tomarnos unas "**cervecitas**" con ese presupuesto de menos de 100€.

Capítulo 12.3. VIVA EL SOFFING. EL SOFFING

Ciertos **publicistas de TV,** denominan a los espectadores que están en el sofá, pasivos, de una manera **despectiva "patos sentados"**, una manera sencilla de decir que **somos unos pardillos.**

⇨ Recuerdo, que lo primero que hice, fue **tirar ese sofá** supercomodo de 1.000€, al contenedor de basura.

◆ Y a continuación fue a IKEA, a **comprar el sofá mas incomodo** que encontré, que costaba apenas 80€.

◆ Los problemas radicales, necesitan soluciones "radicales", igual que al problema de los michelines, que llegas años luchando contra ellos, merece ser radical en tu lucha contra ellos.

◆ Si no te atreves a tirarlo (duele hacerlo), quítales los almohadones comodísimos, y ponles unos del chino, hazlooooo ya.

⇨ **NO te compres esa TV de 100 pulgadas**, de rechupete, al hacerlo, inconscientemente (nuestro Cerebro es así, busca excusas por las cosas que hacemos MAL), para JUSTIFICAR el gasto, pasaras más horas en el sofá.

◆ Pon un alargadera **con interruptor**, al cual enchufes la TV & Company, y **apágalo**, mientras no la veas, en muchas ocasiones, ya no la encenderás por la pereza que da enchufarla, y de paso, pon los mandos lejos del sofá.

◆ **Ni sueñes tener TV en el dormitorio** (es perjudicial para el sueño), ahí solo se duerme, ni en la Cocina, ahí solo se Cocina.

◆ Si necesitas "**ruido de fondo**", pon un **equipo de radio**, al cual puedas acceder fácilmente, con una emisora que emita música vibrante y viva.

⇨ Estas **insignificancias**, hará que tengas **más tiempo para ti** y los tuyos, que te **"actives" mas,** y sobre todo, que consumas **menos comida basura.**

Capítulo 13. CHEFEANDO

MÁS COCINA Y MENOS GYM

ZAFARANCHO EN LA COCINA

COCINANDO PARA UN EJÉRCITO

MIS ESPECIES

SALSAS CASERAS

POSTRES CASEROS

ESOS PLATOS IN-SANOS QUE NOS ENCANTAN

Capítulo 13.1. CHEFEANDO. MÁS COCINA Y MENOS GYM.

"Un poco más de tiempo en la cocina es mejor que mucho más tiempo en el gimnasio"

⇨ Hablemos de David, que ayer fue al Súper y se compro **una Pizza** (1500 calorías) para almorzar, con **azúcar y carbohidratos refinados** de rápida absorción, es decir que ingreso +1350 calorías directas (la digestión solo gasto un 10%).

Tiene **UNA HORA**, para **quemar** esa cantidad de **calorías,** que en una rutina normal son 200 calorías, al final son **+ 1.000 calorías que sobran**, y van directo a los **michelines** (ENGORDAREMOS mas).

Al final añadió a su "barriga" de 100/200 gramos, y eso **para perderlo** en el Gym, **DOS HORAS** haciendo **RUNNING**.

Y en **un año,** comiendo una pizza del Súper a la semana, añadirás **CINCO a DIEZ kilos** extras a tus michelines y para eliminarlos deberás hacer de CINCUENTA A **CIEN HORAS de RUNNING extras** al año.

⇨ En cambio mi "yo mismo" José, **COCINO** mi Pizza **Casera** (700 calorías), con carbohidratos complejos de lenta absorción, tardando de 30/45 minutos.

Entra en mi estomago, menos de **500 calorías** (la digestión gasta 30%), y tengo de **DOS a CUATRO HORAS** para "quemarlas", ahhhh, me faltan de 100 a 300 calorías, para quedarme en mi peso, **estoy ADELGANZOOO.**

⇨ **TU ELIGES,** dedicar **TREINTA HORAS a cocinar** al año, y **adelgazar DOS KILOS.**

⇨ O dedicar **CINCUENTA A CIEN HORAS** extras al **GYM** año, y **NO adelgazar** NADA.

◆ Solo existen **DOS** maneras de **ADELGAZAR**, GYM o COCINA.

⇨ Dedicar un mínimo de OCHO HORAS DIARIAS en el **GYM**, es decir, más de **CINCUENTA HORAS SEMANALES.**

⇨ **COCINARTE todo lo que comas**, NO COMIENDO de SUPER, y de DOS A **CUATRO HORAS SEMANALES** al **GYM.**

◈ Así que ya sabes, "**MAS COCINA Y MENOS GYM**".

⇨ **CASI TODOS LOS ALIMENTOS DEL SUPER** están hechos de **Carbohidratos Refinados y/o Azucares,** y de regalo llevan **Grasas Hidrogenadas** de RAPIDA ABSORCION que son **SUPERMANES** creadores de **MICHELINES** o **ENGORDAKILOS.**

Capítulo 13.2. CHEFEANDO. ZAFARRANCHO EN LA COCINA.

Mi amiga **Berni**, siempre que viene, protesta porque no tengo el dichoso MICROONDAS, ya que su **especialidad es "CALENTAR"**, eso de COCINAR lo confunde con poner una **LASAÑA Industrial de SUPER**, con **miles de calorías** y regaladora de **michelines o ENGORDAKILOS**, para ello necesitamos unos utensilios mínimos.

⇨ **MICROONDAS. A la BASURAAA,** solo sirve para calentar "aumenta michelines o engordakilos", y ya sabemos que si queremos adelgazar hay que COCINAR.

⇨ **HORNO.** Es **imprescindible** para cocinar PESCADO y POSTRES.

Por mucho que busques, no podrás postrear saludable comprando en el SUPER, no se pueden fabricar, ya que es necesario cocinarlos, y las empresas de alimentación, no entiende ese concepto.

Compra uno practico, si sois dos en casa, para que quieres un macro Horno para alimentar una legión.

⇨ **WOK.** Cocinaras rápidamente **saludables salteados de verduras y carne**, con un mínimo de aceite.

En IKEA lo venden por unos escasos 5€.

⇨ **TAGINE** (Olla de Barro). Cocinaras **saludables Guisos**, con un mínimo de aceite.

En los CHINOS lo venden por unos 5/10€.

⇨ Si dispones de poco tiempo para Cocinar, adquiere utensilios prácticos que aligeran el tiempo de cocinar, como la **OLLA AROCERA, OLLA EXPRESS, BATIDORA**...

⇨ **Elimina** de TU COCINA, los **vasos de medio litro**, o los **platos** que son para dar **de comer** a **un OGRO** de Tres TONELADAS, utiliza **tamaños pequeños y**

razonables, pues sin pensar vaciamos el plato, aunque NO tengamos GANAS, y es fácil evitar esos excesos.

⇨ Ahora viene lo **mas DUROOO**, revisa tu despensa y nevera, **producto por producto**, leyendo los ingredientes, y todo lo que **NO sea SANO E ENGORDE**, échalo **a una caja**, paro **donarlo a una ONG**.

◆ **NO LO GUARDES,** con la excusa de que te controlas, y no vas a consumirlo, MENTIRAAAA, somos personas imperfectas y débiles.

◆ A la CAJA, los **refrescos, zumos** de cartón, **cervezas** and company.

◆ A la CAJA, los **botes de salsas, tomate, basureo** and company.

◆ A la CAJA, las **pizzas, pasta rellenas, pasta** estándar and company.

◆ A la CAJA, las **galletas, postres** de Súper, **chocolates, golosinas** and company.

◆ A la CAJA, las **mil y una "cosas"** que tenemos en la despensa y la nevera.

⇨ Y ahora a **ACTIVARSE un poquito**, coge la dichosa macro CAJA y **la llevas a una ONG**, pero YAAAAA.

Capítulo 13.3. CHEFEANDO. COCINANDO PARA UN EJERCITO

"AUNQUE SEAS SOLO UNO"

El **Tiempo,** la **ETERNA EXCUSA,** en parte es cierto esa escasez crónica de tiempo, pero como excusa, es mas valida, que me digas: "ME ATACARON UN GRUPO DE MARCIANOS VOLADORES".

Aunque en este País hay tres o cuatro millones de funcionarios que tienen una "eternidad" de tiempo libre, el resto de los **españolitos que curramos**, que son más de quince millones, el **tiempo libre escasea.**

Aunque no creas, **un amigo funcionario,** siempre **se queja** que **NO le da tiempo a COCINAR**, jajaja.

◆ Hay **un SECRETO,** para cuando tu tiempo escasea o te gusta hacer otras cosas (cefear con los amigos/as, leer, escribir, viajar, hacer deporte, etc.) es **COCINAR para DIEZ** personas, y luego **congelar**, jejeje.

⇨ Mi **salsa de Tomate Frito Casera,** la preparo **por kilos,** se tarda lo mismo en preparar un bote que **diez botes,** y luego es solo se saca de la nevera y zasssss, listo para esa pizza casera, esa fritada de carne, ese pescadito a la gallega, etc.

⇨ Si tienes tendencia a **ser** un **León Carnívoro,** y ya sabes que lo máximo son medio kilo de carne a la semana, **prepárate** una **TONELADA de Falafel** (Hamburguesas de Garbanzos e ingredientes varios), que puedes alimentar a un Batallón durante un mes.

⇨ Si eres un **Fanático/a** de los **Guisos Tradicionales,** cómprate una **OLLA EXPRESS,** y en un pizz pazz tendrás un ollon para **varios días.**

⇨ Si eres un **Fanático/a** del **ARROZ,** cómprate una **OLLA ARROCERA,** y en un piz paz una guarnición para varios días.

⇨ Si eres un **Fanático/a** de los **Salteados de Carne y Verduras,** cómprate una **WOK,** aparte de que gastaras la **mitad de aceite,** en unos escasos quince minutos lo tendrás sobre la mesa.

⇨ Si eres un **Fanático/a** de la **Comida Árabe**, cómprate **dos TAGINE**, y preparas el doble de CUSCUS de Verduras y Cordero, con el mismo esfuerzo y tiempo.

⇨ Si eres un **Fanático/a del Tomate Frito**, cómprate una **MACROSARTEN**, y prepararas **diez kilos**, que te darán para unos meses, en una hora.

Ah, se me olvidaba, tendrás que comprar una **docena de TAPER** para **guardar** toda esa ingente cantidad de comida, en la nevera y el congelador.

Siempre es práctico, tener una **versión pequeña** de algunas "herramientas" básicas de cocina, como la **Sartén, Olla, etc.,** para calentar y/o servir la comida.

⇨ **Nunca Jamás,** dedico más de **treinta minutos** (la media está en quince minutos, jejeje) en preparar mi **almuerzo o cena,** los días que "curro".

• Mi macro Ensalada: cinco minutos.

• Sacar de la Nevera el plato principal: un minuto.

• Prepara Guarnición de Verduras: diez minutos WOK.

• Frutas o Yogurt o Queso: un minuto.

⇨ Otro **ejemplin**:

• Mi **macro Ensalada**: cinco minutos.

• Sacar de la **Nevera Salsa Tomate Casera**: un minuto.

• Preparar **Pasta Integral**: veinte minutos.

• **Frutas** o **Yogurt** o **Queso**: un minuto.

◆Así, que **MENOS** "milongas", y **cocinas el sábado/domingo** esos macro platos para neverear/congelear.

◆Así, que **MENOS** "milongas", y **cocina** de quince a treinta minutos, de **Lunes a Viernes.**

Capítulo 13.4. CHEFEANDO. MIS ESPECIES

Mis **ADORADAS Especies**, con muchos **minerales y vitaminas**, que **sacian el apetito** y nos hacen olvidar ese **odioso/a amante** llamado **AZUCAR.**

⇨ LAS BASICAS.

◆ Orégano, Comino, Pimienta, Cúrcuma, Tomillo, Jengibre, Sésamo y Albahaca.

Sección Árabe de CARREFOUR y/o TIENDAS de ESPECIES.

◆ Pimentón Ahumado Dulce y Picante (de la VERA).

En EL CORTE INGLES y/o TIENDAS de ESPECIES.

◆ Ají Amarillo Peruano.

En EL CORTE INGLES y/o TIENDAS LATINAS.

◆ Rus el hanout y Harissa.

Sección Árabe de CARREFOUR y/o TIENDAS de ESPECIES.

◆ Garam Masala.

En EL CORTE INGLES y/o TIENDAS de ESPECIES.

⇨ LAS OPCIONALES.

◆ Kefta Árabe.

Sección Árabe de CARREFOUR y/o TIENDAS de ESPECIES.

◆ Ají Panca, Rocoto, Cilantro.

En EL CORTE INGLES y/o TIENDAS LATINAS.

◆ Zumaque.

En Estambul. TURQUIA.

⇨ LAS OCASIONALES.

◆ Salsa de Soja y Ostras.

En LIDL/ALDI en Ofertas Periódicas.

◆ Zaatar.

En ALDI en Ofertas Periódicas y/o TIENDAS de ESPECIES

◆ Tamarindo.

En TIENDAS de Alimentación Chinas.

◆ Miso.

En TIENDAS de Alimentación Chinas.

◆ Curry Verde, Rojo y Amarillo Tailandés.

En LIDL en Ofertas Periódicas y/o en TIENDAS de Alimentación Chinas.

◆ Salsa de Cacahuetes.

En LIDL en Ofertas Periódicas y/o en TIENDAS de Alimentación Chinas.

Capítulo 13.5. CHEFEANDO. SALSAS CASERAS

Son **TRES las Salsas Caseras**, que son BASICAS, que siempre debemos tener preparadas y/o los ingredientes para hacerlas.

⇨ Salsa de Tomate Frito Casero.

◆ Dos o más kilos de tomate natural triturado, Dos o más Cebollas picadas, Dos o más Ajos picados y muchas especies.

◆ Un buen Chorreon de Aceite Oliva a la Sartén, echamos los Ajos dorándolos un pelín, luego las Cebollas pochándolas y al final el Tomate, que dejamos friendo.

◆ Luego a darle sabor: Sal al Gusto, Pimienta Negra, Pimentón de la Vera, Albahaca + Orégano + Comino, hasta hallar el punto que nos agrade, jejeje.

◆ Y ahora a los TAPER, para ir a la nevera y/o congelador.

⇨ Tzatziki o Salsa de Yogurt Griego y/o Turco.

◆ Doscientos o mas gramos de Yogurt Griego Natural (yo los compro de a 1 kilo), y UNO o más pepinos (rallado o en cuadraditos), mezclándolo ambos.

◆ Echamos un par de Ajos o mas picados, echamos un poco de perejil y/o menta y/o hierbabuena picada, mas medio o mas zumo de limón.

◆ Luego a darle sabor: Sal al Gusto, Pimienta Negra, Pimentón de la Vera, hasta hallar el punto que nos agrade, jejeje.

◆ Y removiéndolo bien, ya está listo, Uhhhh, a probarlo o a la nevera.

⇨ Pisto.

◈ Uno o más Taper de Salsa de Tomate Casera, que preparamos por Toneladas.

◈ En una Sartén con un chorreón de aceite de oliva, echamos verduras y hortalizas variadas (pimiento verde y rojo, champiñones, zanahoria, cebolla, calabacín, berenjenas y/o cualquier otro de temporada) previamente picadas, y los doramos.

◈ Echamos la Salsa de Tomate Casera y removemos.

◈ Luego a revisar el sabor: Sal al Gusto, Pimienta Negra, Pimentón de la Vera, hasta hallar el punto que nos agrade, jejeje.

◈ Y ya está listo, lo podemos utilizar como:

• Guarnición para pescados o Carnes.

• Pasándolo por la Batidora, y añadiéndole un poco de queso fresco, como Salsa Italiana para Pasta.

• Y un sinfín de platos...

⇨ LAS OPCIONALES

Esto es un **Libro de Nutrición** o **COMER SANO** para **ADELGAZAR**, así que te toca investigar en Google, jejeje.

◈ Seamos "gueno", revisa el **capitulo MIS RECETAS**, hay tienes información sobre recetas ANTI michelines.

Capítulo 13.6. CHEFEANDO. POSTRES CASEROS

Son **TRES las Postres Caseros**, que son BASICOS, que siempre debemos tener preparadas y/o los ingredientes para hacerlas:

⇨ Flan de Huevo.

◆ Medio Litro de Leche Fresca Entera, Cuatro Huevos, Miel y Vainilla.

◆ Batimos los huevos, con la miel y la vainilla, echándole la leche (templada) poco a poco.

◆ Echamos en unos moldecitos los flanes, y lo ponemos en el horno (200º) en una bandeja con agua y en unos 45 minutos estará de rechupete.

⇨ Tarta de Manzana.

◆ Un cuarto de kilo de Harina Integral, un Yogurt Natural (o requesón), un sobre Levadura Natural, un poquito de Aceite Oliva, Sal, Miel y Canela, haciendo la masa removiéndolo todo juntito.

◆ Pelamos en rodajitas un kilo de Manzanas (sin piel ni huesos).

◆ Echamos en la bandeja del horno, la masa de la tarta de manzana y encima las rodajitas de manzana, dándole un toque "chévere" y en 30 minutos estará finish.

⇨ Galletas de Avena.

◆ Un cuarto de kilo de Avena, 100 grametes de Harina Integral, un montocito grandote de Miel, unos 100 ml de Aceite de Oliva, un par de Huevos, medio sobre Levadura Natural, Sal y Aromas al gusto, haciendo la masa removiéndolo todo juntito.

◆ La dividimos en partecitas con las manos y le damos forma de Galleta Tradicional.

◆ Y al Hornooo, en un cuarto de hora, estará para comérselas, pero no olvides esperar a que se enfríen.

⇨ LAS OPCIONALES

Esto es un **Libro de Nutrición** o **COMER SANO** para **ADELGAZAR**, así que te toca investigar en Google, jejeje.

◆ Seamos "gueno", revisa el **capitulo MIS RECETAS**, hay tienes información sobre recetas ANTI michelines.

Capítulo 13.7. CHEFEANDO. ESOS PLATOS IN-SANOS QUE NOS ENCANTAN

Mi amigo Marilo, tenía **remordimientos** de conciencia porque comió **tortitas de camarones** (fritas), ya que le encantan.

⇨ La **Receta Original** es: Harina de **Garbanzo** (sano), Harina **Integral** (sano), Sal **Marina** (sano), **Camarones** (sano), Aceite de **Oliva Virgen** (sano).

Queda claro que podemos **comerlo semanalmente** sin ningún problema.

⇨ La **Receta** Típica **de Restaurante**: Harina de **Garbanzo** (sano), Harina **Refinada** (insano), Sal **Refinada** (insano), **Camarones** (sano), **Azúcar** (insano) y Aceite de **Girasol** (insano).

Casi un 80% de sus **Ingredientes son INSANOS** y amiguetes de nuestros **michelines** o **ENGORDAKILOS**.

◆ **QUE SE PUEDAN COMER**, no depende del nombre del plato, sino de los **INGREDIENTES QUE SE UTILICEN**, y al ser frituras, deben ser consumidas **semanalmente**, NUNCA JAMAS a Diario,

◆ **REPETIMOS**, que se Puedan Comer, no depende del nombre del plato, sino de los **INGREDIENTES QUE SE UTILICEN.**

Y la única manera de **CONTROLAR** dichos Ingredientes, es que lo **COCINES** tu mismo.

Otro **EJEMPLITO**:

Mi amigo Juan, le encantan el **pescaito frito**.

⇨ La **Receta Original** es: Pescado (sano), Harina **Integral** (sano), Sal **Marina** (sano) y Aceite de **Oliva Virgen** (sano).

Queda claro que podemos **comerlo semanalmente** sin ningún problema.

⇨ La **Receta** Típica de **Restaurante**: **Pescado** (sano), Harina **Refinada** (insano), Sal **Refinada** (insano) y Aceite de **Girasol** (insano).

Casi un 80% de sus **Ingredientes son INSANOS** y amiguetes de nuestros **michelines**.

◆ **QUE SE PUEDAN COMER**, no depende del nombre del plato, sino de los **INGREDIENTES QUE SE UTILICEN**, y al ser frituras, deben ser consumidas **semanalmente**, NUNCA JAMAS a Diario.

◆ **REPETIMOS**, que se Puedan Comer, no depende del nombre del plato, sino de los **INGREDIENTES QUE SE UTILICEN**.

Y la única manera de **CONTROLAR** dichos Ingredientes, es que lo **COCINES** tu mismo.

Capítulo 14. MIS RECETAS

COMO COMPRAR

MIS RECETAS

MI MENU PARA UNA SEMANA

Capítulo 14.1. MIS RECETAS. COMO COMPRAR

Puede parecer INCREIBLE, pero hasta la práctica de COMPRAR, la hemos perdidooo.

⇨ ANTES.

◆ Haz tu **Lista de Compras** de Súper en Casa, comprobando que es lo que **REALMENTE** te falta.

◆ **Desayuna o Come antes** de ir al Súper, con ello evitaras comprar la típica comida basura.

◆ Ve **DESCANSADO**, para no comprar rápidamente, ya que **LO PRIMERO** que está a la **VISTA**, es el **BASUREO**.

◆ Llévate **DOS** piezas de **fruta** por si te apetece picotear.

◆ Llévate **UNA** botella de **AGUA.**

⇨ DURANTE.

◆ Lleva la Lista de Compras Súper, y cúmplela al 100%.

◆ **Come** una pieza de **fruta** antes de ENTRAR al Súper.

◆ Bebe **AGUA** antes de ENTRAR al Súper.

◆ **Ignora esa MUSICA** Súper activa, que te **INCITA** a comprar.

⇨ DESPUES.

◆ **HUYE** del Súper, **CORRIENDOOO**, para evitar tentaciones.

Capítulo 14.2. MIS RECETAS. MIS RECETAS

Todo no te lo puedo dar **"comido y servido"**, hay que saber que **Google**, sirve para **más cosas** que para **Ligar** (Badoo y/o Meetic), para **Charlotear** (Whatsapp y/o Facebook), para **Piratear** (Pelis y/o Música), algo que hacemos TODOS.

Puedes encontrar **miles de recetas saludables**, así que te pongo el nombrecito, lo pones en "Google" y le das a Buscar.

⇨ ENSALADAS.

◆◆◆ Recuerdaaa, utiliza Ingredientes ANTIKILOS (Aceite Oliva Virgen, Frutas y Verduras de Temporada, Frutos Secos y Especies, y Nunca Jamás Patata o Maíz o productos de Bote.).

◆ Ensalada Tradicional de Naranjas, Cebolla y Aceitunas.

◆ Ensalada Tradicional de Lechuga, Tomate, Cebolla y Aceitunas.

◆ Ensalada Italiana con Mozzarella.

◆ Ensalada Marroquí Tradicional.

◆ Ensalada Nicosia.

◆ Ensalada de Endivia y Remolacha.

◆ Ensalada de Sandia.

◆ Ensalada de Setas y Queso de Cabra.

◆ Ensalada de Espinacas y Requesón.

◆ Ensalada de Bacalao y Naranjas.

◆ Ensalada de Guisantes y Manzanas.

◆ Ensalada Marinera.

◆ Ensalada Marroquí de Naranjas.

◆ Ensalada Griega con Queso Feta.

◆ Ensalada de Pulpo con Aguacate.

◆ Ensalada de recula y langostinos.

◆ Ensalada de Pasta Integral, Verduras y Frutas.

◆ Ensalada de Pollo y Verduritas.

◆ Ensalada de Cuscús Integral y Verduras.

◆ Ensalada de Quínoa y Verduras.

◆ Ensalada de Garbanzos y Col.

◆ Tabule con Piñones y Uvas Pasas.

◆ Ensalada de Pepino y Yogurt Griego.

◆ Ensalada de Pimientos Asados.

◆ Ensalada de Coliflor o Brócoli y Limón.

◆ Ensalada de Berenjenas Marroquí.

◆ Ensalada de Zanahoria y Pimientos.

◆ Ensalada Agridulce.

⇨ PESCADOS.

◈◈◈ Recuerdaaa, utiliza Ingredientes ANTIKILOS (Aceite Oliva Virgen, Verduras de Temporada y Especies, y Nunca Jamás Patata o Maíz o productos de Bote.) y Consume PESCADO AZUL.

◈ Calamares Rellenos de Verduras.

◈ Calamares Rellenos al estilo Griego.

◈ Calamares a la Riojana.

◈ Calamares Encebollados.

◈ Calamares al Brandy y/o Jerez.

◈ Sardinas Azadas.

◈ Sardinas a la Moruna.

◈ Sardinas marinadas con Tomates y Aceitunas.

◈ Hamburguesa de Sardinas.

◈ Sardinas con Guisantes.

◈ Coca de Sardinas y Espinacas.

◈ Sardinas rellenas de Pimiento.

◈ Lasaña de Sardinas y Verduras.

◈ Caballa Asada.

◈ Caballa a la Moruna.

◈ Caballa sobre lecho de Espinacas.

◈ Caballa en Escabeche.

◈ Boquerones en Vinagre.

◈ Anchoas al Oliva.

◈ Jurel al Horno con Batatas.

◈ Jurel a la Moruna.

◈ Jurel a la Plancha.

◈ Jurel en Salsa Verde.

◈ Jurel Aliñao.

◈ Jurel Cocido con Mayonesa Casera.

◈ Atún Marinado a la Plancha.

◈ Tomates rellenos de Atún.

◈ Carpaccio de Atún con Verduras.

◈ Atún con Salsa de Champiñones o Salsa de tomate y Ajo.

◈ Bacalao a la Brasileña.

◈ Arroz Integral con Bacalao y Col.

◈ Cazuela de Bacalao y Garbanzos.

◈ Bacalao con Calabaza y Jengibre.

◈ Bacalao con Salsa de Almendras o con Salsa de Marisco.

◈ Pimientos rellenos de Bacalao.

◈ Bacalao con Aceitunas.

◈ Bacalao al Oporto.

◈ Bacalao con Calabacines o Garbanzos.

◈ Bacalao a la Huerta.

◈ Lubina al Hinojo.

◈ Merluza a la Ribera.

◈ Rollito de Lenguado con Tomate.

◈ Sopa de Verduras con Merluza y Gambas.

◈ Salmonetes a la Menorquina.

◈ Rape a la Rusa.

◈ Trucha a las Hierbas.

◈ Trucha al Horno.

◈ Trucha sobre lecho de Yuca y Calabacín.

◈ Trucha a la Navarra.

◈ Cazuela de Pescado.

◈ Ragú de Bacalao con Hortalizas.

⇨ GUISOS Y SOPAS.

◈◈◈ Recuerdaaa, utiliza Ingredientes ANTIKILOS (Aceite Oliva Virgen, Verduras de Temporada y Especies, y Nunca Jamás Patata o Maíz o productos de Bote.) y Consume carne con moderación, la más sana es la de Aves.

◈ Guiso de Lentejas.

◈ Guiso de Carne con Vegetales.

◈ Guiso de Pollo con Ajíes.

◈ Guiso de Pollo y/o Codero con Quínoa.

◈ Guiso de Pollo al Curry.

◈ Guiso de Pollo a la Cazadora.

◈ Cazuela de Pollo con Arroz Integral.

◈ Guiso Picante de Calabaza.

◈ Guiso de Berenjenas.

◈ Guiso de Pescado a la Brasileña.

◈ Estofado marroquí de Pollo.

◈ Estofado de Cerdo con Jengibre y Especies.

◈ Estofado Aromático de Ternera.

◈Estofado de Conejo con Pasas y Piñones.

◈ Cazuela de Calamares al Vino Tinto.

◈ Cazuela de Almejas al Vino Blanco.

◈ Sopa Thai con Camarones.

◈ Sopa Japonesa de Miso.

◈ Sopa Fragante de Verduras.

◆ Sopa de Tomate con Albahaca.

◆ Sopa de Zanahorias y Guisantes.

◆ Sopa Minestrone de Verduras.

◆ Sopa Griega de Lentejas.

◆ Sopa Toscana.

◆ Sopa de Pollo con Fideos Integrales.

◆ Sopa Marroquí.

◆ Sopa Agridulce.

◆Sopa de Bacalao con Coliflor.

⇨ OTRAS RECETAS.

◆◆◆ Recuerdaaa, utiliza Ingredientes ANTIKILOS (Aceite Oliva Virgen, Verduras de Temporada y Especies, y Nunca Jamás Patata o Maíz o productos de Bote.) y Consume Pastas, Arroces, Harinas INTEGRALES.

◆ Arroz Integral a los Tres Aromas.

◆ Lentejas Salteadas con Espinacas.

◆ Tallarines Integrales de Espinacas y Guisantes.

◆ Berenjenas Asadas.

◆ Setas rellenas.

◆ Judías o Lentejas al Curry.

◈ Crema de Avena y Manzanas.

◈ Empanadas de Acelgas y/o Espinacas.

◈ Albóndigas griegas de Tomate.

◈ Ensalada de Aguacate y Espárragos.

⇨ PLATOS REGIONALES.

◈◈◈ Recuerdaaa, utiliza Ingredientes ANTIKILOS (Aceite Oliva Virgen, Verduras de Temporada y Especies, y Nunca Jamás Patata o Maíz o productos de Bote.).

◈ Ajoblanco.

◈ Almejas a la Marinera.

◈ Arroz Negro.

◈ Cerdo Guisado con Almendras.

◈ Ensalada de Pimientos y Tomate.

◈ Espencat.

◈ Espinacas a la Sevillana.

◈ Judías al Tío Lucas.

◈ Revuelto de Setas.

◈ Salmorejo.

◈ Sopa de Col a la Mallorquina.

◆ Conejo con Pisto Manchego.

◆ Fabas con Almejas

◆ Gazpacho.

◆ Perdiz Estofada.

◆ Pollo al Chilindrón.

⇨ PLATOS INTERNACIONALES.

◆◆◆ Recuerdaaa, utiliza Ingredientes ANTIKILOS (Aceite Oliva Virgen, Verduras de Temporada y Especies, y Nunca Jamás Patata o Maíz o productos de Bote.) y Consume Pastas, Arroces, Cuscús o Harinas INTEGRALES.

◆ Arroz Integral a la Cubana.

◆ Carpaccio de Ternera.

◆ Ensalada Crepese.

◆ Ensalada Nicosie.

◆ Ensalada Tzatziky.

◆ Salsa Guacamole.

◆ Minestrone.

◆ Falafel.

◆Sushi.

◆ Tabule de Cuscús o Bulgur integral.

- Sopa Borsch.

- Sopa Bullabesca.

- ChopSuey.

- Curry de Cordero.

- Cuscús de Cordero con Garbanzos.

- Gulasch.

- Dolmas.

- Musaka de Berenjenas.

- Paella de Pescado y Marisco.

- Pato a la Naranja.

- Pizza Margarita.

- Pollo con Aceitunas.

- Pollo Tandoori.

- Sashimi.

Capítulo 14.3. MI MENU SEMANAL SALUDABLE

⇨ **LUNES**

⇨ **Desayuno**

◆ Un vaso de Agua.

◆ Un vaso de Leche Fresca Entera (le puedes añadir te y/o café.)

◆ Una tostada de pan integral de panadería, con un tomate fresco, una pizca de sal marina y un buen chorreón de aceite de oliva virgen extra.

◆ Una pieza de Fruta (full fibra: manzana, plátano, melocotón, pera...).

◆ Un vaso de Agua.

⇨ **MediaMañana**

◆ Un vaso de Agua.

◆ Una o Dos piezas de Una pieza de Fruta (full fibra: manzana, plátano, melocotón, pera...) y/o

◆ Yogurt Natural (lo puedes sustituir por Queso fresco Burgos y/o fresco Cabra y/o Requesón).

◆ Un vaso de Agua.

⇨ **Almuerzo**

◆ Un vaso de Agua.

◈ Una Gigantesca Ensalada Variada (mínimo de ingredientes cinco colores diferentes + aceite oliva virgen + especies).

◈ Un vaso de Agua.

◈ Un plato principal, Guiso Tradicional Casero (Puchero y/o Lentejas y/o Cocido de Pescado y/o etc.).

◈ Un vaso de Agua.

◈ Una pieza de Fruta (full fibra: manzana, plátano, melocotón, pera…) que se puede sustituir ocasionalmente por Flan Casero y/o Cuajada Casera.

◈ Un vaso de Agua.

⇨ **Merienda**

◈ Un vaso de Agua.

◈ Un Té Verde (se puede sustituir por un café arábigo).

◈ Una pieza de Fruta (full fibra: manzana, plátano, melocotón, pera…).

◈ Opcional, si eres de los de mucho comer, toma un pequeño extra de alimentos ricos en Proteínas (legumbres, hummus o queso curado de oveja o frutos secos o pescado azul como sardinas/boquerones), pero alterna de alimento, que no sea el mismo siempre.

◈ Un vaso de Agua.

⇨ **Cena** (siempre antes de las 21.00 horas)

◈ Un vaso de Agua.

◆ Una Ensalada Variada (mínimo de ingredientes cinco colores diferentes + aceite oliva virgen + especies) con Queso fresco (Burgos y/o Cabra y/o Requesón).

◆ Un vaso de Agua.

◆ Un plato principal, Caballa (u otro pescado azul) al Horno y/o Cazuela con Guarnición de Verduras y/o Yuca/Boniato Cocido.

◆ Un vaso de Agua.

◆ Una o Dos pieza de Fruta variada.

◆ Un vaso de Agua.

⇨ **MARTES**

⇨ **Desayuno**

◆ Un vaso de Agua.

◆ Un vaso de Leche Fresca Entera (le puedes añadir te y/o café).

◆Un Huevo Cocido.

◆Una o dos pieza de Fruta (full fibra: manzana, plátano, melocotón, pera...).

◆ Un vaso de Agua.

⇨ **MediaMañana**

◆ Un vaso de Agua.

◆ Una o Dos piezas de Una pieza de Fruta (full fibra: manzana, plátano, melocotón, pera...) y/o

◆ Yogurt Natural (lo puedes sustituir por Queso fresco Burgos y/o fresco Cabra y/o Requesón).

◆ Un vaso de Agua.

⇨ **Almuerzo**

◆ Un vaso de Agua.

◆ Una Gigantesca Ensalada Variada (mínimo de ingredientes cinco colores diferentes + aceite oliva virgen + especies).

◆ Un vaso de Agua.

◆ Un plato principal, Saltado de Wok de Verduras y Pollo (cualquier carne blanca es o.k.).

◆ Un vaso de Agua.

◆ Una pieza de Fruta (full fibra: manzana, plátano, melocotón, pera...) que se puede sustituir ocasionalmente por Flan Casero y/o Cuajada Casera.

◆ Un vaso de Agua.

⇨ **Merienda**

◆ Un vaso de Agua.

◆ Un Té Verde (se puede sustituir por un café arábigo).

◆ Una pieza de Fruta (full fibra: manzana, plátano, melocotón, pera...).

◈ Opcional, si eres de los de mucho comer, toma un pequeño extra de alimentos ricos en Proteínas (legumbres, hummus o queso curado de oveja o frutos secos o pescado azul como sardinas/boquerones), pero alterna de alimento, que no sea el mismo siempre.

◈ Un vaso de Agua.

⇨ **Cena** (siempre antes de las 21.00 horas)

◈ Un vaso de Agua.

◈ Una Ensalada Variada (mínimo de ingredientes cinco colores diferentes + aceite oliva virgen + especies) con Queso fresco (Burgos y/o Cabra y/o Requesón).

◈ Un vaso de Agua.

◈Un plato principal, Fideos Soba con saltado de Verduras.

◈ Un vaso de Agua.

◈Una o Dos pieza de Fruta variada.

◈ Un vaso de Agua.

⇨ MIERCOLES

⇨ **Desayuno**

◈ Un vaso de Agua.

◈ Un Batido Casero (Leche Fresca Entera + frutas + miel).

◈ Una pieza de Fruta (full fibra: manzana, plátano, melocotón, pera...).

◆ Un vaso de Agua.

⇨ **MediaMañana**

◆ Un vaso de Agua.

◆ Una o Dos piezas de Una pieza de Fruta (full fibra: manzana, plátano, melocotón, pera...) y/o

◆ Yogurt Natural (lo puedes sustituir por Queso fresco Burgos y/o fresco Cabra y/o Requesón).

◆ Un vaso de Agua.

⇨ **Almuerzo**

◆ Un vaso de Agua.

◆ Una Gigantesca Ensalada Variada (mínimo de ingredientes cinco colores diferentes + aceite oliva virgen + especies).

◆ Un vaso de Agua.

◆ Un plato principal, Guiso Tradicional Casero (Puchero y/o Lentejas y/o Cocido de Pescado y/o etc.).

◆ Un vaso de Agua.

◆ Una pieza de Fruta (full fibra: manzana, plátano, melocotón, pera...) que se puede sustituir ocasionalmente por Flan Casero y/o Cuajada Casera.

◆ Un vaso de Agua.

⇨ **Merienda**

◈ Un vaso de Agua.

◈ Un Té Verde (se puede sustituir por un café arábigo).

◈ Una pieza de Fruta (full fibra: manzana, plátano, melocotón, pera...).

◈ Opcional, si eres de los de mucho comer, toma un pequeño extra de alimentos ricos en Proteínas (legumbres, hummus o queso curado de oveja o frutos secos o pescado azul como sardinas/boquerones), pero alterna de alimento, que no sea el mismo siempre.

◈ Un vaso de Agua.

⇨ **Cena** (siempre antes de las 21.00 horas)

◈ Un vaso de Agua.

◈ Una Ensalada Variada (mínimo de ingredientes cinco colores diferentes + aceite oliva virgen + especies) con Queso fresco (Burgos y/o Cabra y/o Requesón).

◈ Un vaso de Agua.

◈ Un plato principal, Saltado de Setas con Gambas (y/o Salmon y/o Marisco y/o Pescado Blanco).

◈ Un vaso de Agua.

◈ Una o Dos pieza de Fruta variada.

◈ Un vaso de Agua.

⇨ JUEVES

⇨ Desayuno

◆ Un vaso de Agua.

◆ Un vaso de Leche Fresca Entera (le puedes añadir te y/o café).

◆ Un bol de cereales naturales (avena y/o quínoa) con yogurt natural, + frutas troceadas (manzana, plátanos, fresas) + frutos secos.

◆ Una pieza de Fruta (full fibra: manzana, plátano, melocotón, pera...).

◆ Un vaso de Agua.

⇨ MediaMañana

◆ Un vaso de Agua.

◆ Una o Dos piezas de Una pieza de Fruta (full fibra: manzana, plátano, melocotón, pera...) y/o

◆ Un trozo de Queso Fresco (Burgos y/o Cabra y/o Requesón).

◆ Un vaso de Agua.

⇨ Almuerzo

◆ Un vaso de Agua.

◆ Una Gigantesca Ensalada Variada (mínimo de ingredientes cinco colores diferentes + aceite oliva virgen + especies).

◆ Un vaso de Agua.

◈ Un plato principal, Cuscús Integral de Verduras y Pollo (cualquier carne blanca es o.k.).

◈ Un vaso de Agua.

◈ Una pieza de Fruta (full fibra: manzana, plátano, melocotón, pera...) que se puede sustituir ocasionalmente por Flan Casero y/o Cuajada Casera.

◈ Un vaso de Agua.

⇨ **Merienda**

◈ Un vaso de Agua.

◈ Un Té Verde (se puede sustituir por un café arábigo).

◈ Una pieza de Fruta (full fibra: manzana, plátano, melocotón, pera...).

◈ Opcional, si eres de los de mucho comer, toma un pequeño extra de alimentos ricos en Proteínas (legumbres, hummus o queso curado de oveja o frutos secos o pescado azul como sardinas/boquerones), pero alterna de alimento, que no sea el mismo siempre.

◈ Un vaso de Agua.

⇨ **Cena** (siempre antes de las 21.00 horas)

◈ Un vaso de Agua.

◈ Una Ensalada Variada (mínimo de ingredientes cinco colores diferentes + aceite oliva virgen + especies) con Queso fresco (Burgos y/o Cabra y/o Requesón).

◈ Un vaso de Agua.

◆ Un plato principal, Pizza Integral Casera (con Salsa de Tomate Casera y Verduras saltadas).

◆ Un vaso de Agua.

◆ Una o Dos pieza de Fruta variada.

◆ Un vaso de Agua.

⇨ VIERNES

⇨ Desayuno

◆ Un vaso de Agua.

◆ Un vaso de Leche Fresca Entera (le puedes añadir te y/o café).

◆ Un Huevo Cocido.

◆ Una o dos pieza de Fruta (full fibra: manzana, plátano, melocotón, pera...).

◆ Un vaso de Agua.

⇨ MediaMañana

◆ Un vaso de Agua.

◆ Una o Dos piezas de Una pieza de Fruta (full fibra: manzana, plátano, melocotón, pera...) y/o

◆ Yogurt Natural (lo puedes sustituir por Queso fresco Burgos y/o fresco Cabra y/o Requesón).

◆ Un vaso de Agua.

⇨ **Almuerzo**

◈ Un vaso de Agua.

◈ Una Gigantesca Ensalada Variada (mínimo de ingredientes cinco colores diferentes + aceite oliva virgen + especies)

◈ Un vaso de Agua.

◈ Un plato principal, Guiso Tradicional Casero (Puchero y/o Lentejas y/o Cocido de Pescado y/o etc.).

◈ Un vaso de Agua.

◈ Una pieza de Fruta (full fibra: manzana, plátano, melocotón, pera…) que se puede sustituir ocasionalmente por Flan Casero y/o Cuajada Casera.

◈ Un vaso de Agua.

⇨ **Merienda**

◈ Un vaso de Agua.

◈ Un Té Verde (se puede sustituir por un café arábigo).

◈ Una pieza de Fruta (full fibra: manzana, plátano, melocotón, pera…).

◈ Opcional, si eres de los de mucho comer, toma un pequeño extra de alimentos ricos en Proteínas (legumbres, hummus o queso curado de oveja o frutos secos o pescado azul como sardinas/boquerones), pero alterna de alimento, que no sea el mismo siempre.

◈ Un vaso de Agua.

⇨ **Cena** (siempre antes de las 21.00 horas)

◈ Un vaso de Agua.

◈ Una Ensalada Variada (mínimo de ingredientes cinco colores diferentes + aceite oliva virgen + especies) con Queso fresco (Burgos y/o Cabra y/o Requesón).

◈ Un vaso de Agua.

◈ Un plato principal, Sardina (u otro pescado azul) al Horno y/o Cazuela con Guarnición de Verduras y Pan Integral de Panadería.

◈ Un vaso de Agua.

◈ Una o Dos pieza de Fruta variada.

◈ Un vaso de Agua.

⇨ **SABADO**

⇨**Desayuno.**

◈ Un vaso de Agua.

◈ Un vaso de Leche Fresca Entera (le puedes añadir te y/o café).

◈ Una tostada de pan integral de panadería, con anchoas y/o sardinas y/o boquerones en aceite de oliva virgen.

◈ Una pieza de Fruta (full fibra: manzana, plátano, melocotón, pera...).

◈ Un vaso de Agua.

⇨ **MediaMañana**

◆ Un vaso de Agua.

◆ Una o Dos piezas de Una pieza de Fruta (full fibra: manzana, plátano, melocotón, pera...) y/o

◆ Yogurt Natural (lo puedes sustituir por Queso fresco Burgos y/o fresco Cabra y/o Requesón).

◆ Un vaso de Agua.

⇨ **Almuerzo**

◆ Un vaso de Agua.

◆ Una Gigantesca Ensalada Variada (mínimo de ingredientes cinco colores diferentes + aceite oliva virgen + especies).

◆ Un vaso de Agua.

◆ Un plato principal, Pasta Integral (espagueti, macarrones, etc.) con Salsa de Tomate Casero y Verduras + Queso Rallado D.O.

◆ Un vaso de Agua.

◆ Una pieza de Fruta (full fibra: manzana, plátano, melocotón, pera...) que se puede sustituir ocasionalmente por Flan Casero y/o Cuajada Casera.

◆ Un vaso de Agua.

⇨ **Merienda**

◈ Un vaso de Agua.

◈ Un Té Verde (se puede sustituir por un café arábigo).

◈ Una pieza de Fruta (full fibra: manzana, plátano, melocotón, pera...).

◈ Opcional, si eres de los de mucho comer, toma un pequeño extra de alimentos ricos en Proteínas (legumbres, hummus o queso curado de oveja o frutos secos o pescado azul como sardinas/boquerones), pero alterna de alimento, que no sea el mismo siempre.

◈ Un vaso de Agua.

⇨ **Cena** (siempre antes de las 21.00 horas)

◈ Un vaso de Agua.

◈ Una Ensalada Variada (mínimo de ingredientes cinco colores diferentes + aceite oliva virgen + especies) con Queso fresco (Burgos y/o Cabra y/o Requesón).

◈ Un vaso de Agua.

◈ Un plato principal, Trucha (u otro pescado azul) al Horno con Guarnición de Verduras.

◈ Un vaso de Agua.

◈ Una o Dos pieza de Fruta variada.

◈ Un vaso de Agua.

⇨ **DOMINGO**

⇨ **Desayuno**

◈ Un vaso de Agua.

◈ Un vaso de Leche Fresca Entera (le puedes añadir te y/o café).

◈ Unas Galletas Caseras de Avena (avena + harina integral + miel).

◈ Una pieza de Fruta (full fibra: manzana, plátano, melocotón, pera...).

◈ Un vaso de Agua.

⇨ **MediaMañana**

◈ Un vaso de Agua.

◈ Una o Dos piezas de Una pieza de Fruta (full fibra: manzana, plátano, melocotón, pera...) y/o

◈ Yogurt Natural (lo puedes sustituir por Queso fresco Burgos y/o fresco Cabra y/o Requesón).

◈ Un vaso de Agua.

⇨ **Almuerzo**

◈ Un vaso de Agua.

◈ Una Gigantesca Ensalada Variada (mínimo de ingredientes cinco colores diferentes + aceite oliva virgen + especies).

◈ Un vaso de Agua.

◆ Un plato principal, Saltado de Arroz Basmati o Integral de Verduras y Pollo (cualquier carne blanca es o.k.).

◆ Un vaso de Agua.

◆ Una pieza de Fruta (full fibra: manzana, plátano, melocotón, pera…) que se puede sustituir ocasionalmente por Flan Casero y/o Cuajada Casera.

◆ Un vaso de Agua.

⇨ **Merienda**

◆ Un vaso de Agua.

◆ Un Té Verde (se puede sustituir por un café arábigo).

◆ Una pieza de Fruta (full fibra: manzana, plátano, melocotón, pera…).

◆ Opcional, si eres de los de mucho comer, toma un pequeño extra de alimentos ricos en Proteínas (legumbres, hummus o queso curado de oveja o frutos secos o pescado azul como sardinas/boquerones), pero alterna de alimento, que no sea el mismo siempre.

◆ Un vaso de Agua.

⇨ **Cena** (siempre antes de las 21.00 horas)

◆ Un vaso de Agua.

◆ Una Ensalada Variada (mínimo de ingredientes cinco colores diferentes + aceite oliva virgen + especies) con Queso fresco (Burgos y/o Cabra y/o Requesón).

◆ Un vaso de Agua.

◆ Un plato principal, Berenjenas asadas rellenas de verduras y/o Caviar de Berenjenas y/o Similar.

◆ Un vaso de Agua.

◆ Una o Dos pieza de Fruta variada.

◆ Un vaso de Agua.

⇨ **REGLEANDO**

◆ Bebe mucha Agua.

◆ Come siempre Ensalada.

◆ Utiliza Ingredientes naturales, nada de envasados o basureo.

◆ Come moderadamente.

◆ Consume las verduras y frutas de Temporada.

◆ JAMAS patatas y/o maíz.

◆ Utiliza diferentes variedades de pescado en tus platos, pero preferiblemente pescado azul.

◆ Cena siempre antes de las 21.00 horas.

◆ OLVIDATE del basureo o comida prefabricada.

. ⇨ **Recuerda,** que un **VARON, de 1,85cm,** que **CAMINA** y se **ACTIVA** a diario, va al **GYM** y un largo etc., **COME** cantidades como las anteriores**, pero para la mayoría,** sería una **barbaridad,** come **cantidades menores** y más acordes.

Capítulo 15. NUESTROS NIÑOS

DE TAL PALO TAL ASTILLA: LOS PADRES

CAPRICHEANDO CON LOS ABUELOS

Y LOS NIÑOS QUE?

ESOS MALDITOS "CEREALES"

NUTRICION Y BEBES

ALTERNATIVAS SALUDABLES

MINICARRITO DE LA COMPRA

Capítulo 15.1. NUESTROS NIÑOS. DE TAL PALO, TAL ASTILLA: LOS PADRES

Tanta **publicidad infernal,** nos ha hecho tal lio, que **confundimos** un **BURRO** con un **FERRARI**.

Todo ello, gracias a las campañas de **MARKETING** de las dos grandes multinacionales de la alimentación, que **controlan** el mercado de comida **para niños**, y ganan **MILES de MILLONES** de dólares cada año.

⇨ Si los **PADRES, NO COMEN SALUDABLE,** los **NIÑOS tampoco** lo harán.

◆ Mi sobrino es un experto en la **IMITACION,** ya que **hace lo mismo** que mi hermano.

Mi Hermano toma todas las mañanas un buen **VASO de LECHE FRESCA,** y mi **sobrino lo IMITA.**

◆ Mi sobrino es un experto en la **IMITACION,** ya que hace lo mismo que mi hermano.

Mi Hermano toma todas las mañanas un buen **VASO de LECHE FRESCA,** y mi **sobrino lo IMITA.**

◆ Mi sobrino es un experto en la **IMITACION,** ya que hace lo mismo que mi hermano.

Mi Hermano toma todas las mañanas un buen **VASO de LECHE FRESCA**, y mi sobrino lo **IMITA.**

⇨ Los **NIÑOS** deben **COMER SALUDABLE,** como también deben **comer saludables LOS PADRES.**

◆ **REPETIMOS:** Los **NIÑOS** deben **COMER SALUDABLE**, como también deben comer saludables **LOS PADRES.**

◆ Y **REPETIMOS**: Los **NIÑOS** deben **COMER SALUDABLE**, como también deben comer saludables **LOS PADRES**.

◆ Y otra vez **REPETIMO**S: Los **NIÑOS** deben **COMER SALUDABLE**, como también deben comer saludables **LOS PADRES**.

⇨ La **REPETICION**, con la **Imitación**, forma parte del **APRENDIZAJE**, ya que **IMITARAN** lo que **tú hagas repetidas** veces, sino **NO eres capaz** de alimentarte **SANO, NO se lo pidas** a los demás, ni a tu **HIJO**, asume que tu hijo tendrá diversas enfermedades en un futuro:

• Diabetes.

• Obesidad.

• Jaquecas.

• Etc.

Capítulo 15.2. NUESTROS NIÑOS. CAPROCHEANDO CON LOS ABUELOS.

⇨ Los **Abuelos** tiene su **labor, MIMAR** a sus **NIETOS,** así que lo normal, en vez de un plato de comida saludable, **les de los que ellos quieran.**

Y pedirán esas **Pizzas AZUCARADAS** de Supermercado de 2.000 calorías, que **VEN** cada día en la **TELEVISION o INTERNET.**

Si quieres que **COMA SALUDABLE,** deberás **llevar la comida preparada,** para que el Abuel@ no tenga ideas de comprar caprichitos.

⇨ En el Capitulo **"NO MOLESTAR, ESTAMOS YANTANDO",** encontraras las pautas para **comer fuera de casa.**

Y vuelvo a recordar:

⇨ Los **Abuelos** tiene su **labor, MIMAR** a sus **NIETOS,** así que lo normal, en vez de un plato de comida saludable, **les de los que ellos quieran.**

⇨ Y pedirán esas **Pizzas AZUCARADAS** de Supermercado de 2.000 calorías, que **VEN** cada día en la **TELEVISION o INTERNET.**

⇨ Si quieres que **COMA SALUDABLE,** deberás **llevar la comida preparada,** para que el Abuel@ no tenga ideas de comprar caprichitos.

⇨ **Los NIÑOS deben COMER SALUDABLE, como también deben comer saludables LOS PADRES.**

⇨ PERO EN **ALGO VARIARA**, NO?.

Pues SI, en la **cantidad**, darle 2.000 calorías diarias, es convertirlo en un futuro obeso con diabetes.

Las Cantidades **deben ser MENORESSS**, por eso también se les **dice a los niños menores.**

⇨ **SOLO** EN ESO **VARIA**?.

Para crecer, es necesario el **CALCIO**, y una serie de **VITAMINAS** que son **activadores** del Calcio.

Por ello, necesitan **MAYORES CANTIDADES**, de alimentos ricos en **CALCIO** Y **VITAMINASSSSS.**

⇨ Y DONDE **COMPRO CALCIO**?.

En la **LECHE FRESCA ENTERA**, en el **QUESO FRESCO** y en el **YOGURT NATURAL**.

Repasa la Sección en la cual hablo de los **Lácteos**, please.

⇨ Y LAS **VITAMINAS** EN LA **FARMACIA**?.

Pues **NO**, ya sabes que las vitaminas que tomemos en exceso van directo al WC, están en **LAS FRUTAS y VERDURAS DE TEMPORADA.**

Repasa la Sección en la cual hablo de los **Frutas y Verduras,** please.

⇨ Y **YA ESTA**?.

Pues SI, es **así de SIMPLE**, pero si nosotros no damos ejemplo, difícil que ellos coman lo que necesitan, y **si TU BASUREAS** comiendo, **ELLOS también**.

⇨ Recuerda la **Regla del Tercio:**

◆ CARBOHIDRATOS COMPLEJOS.

◆ PROTEINAS.

◆ ACIDOS GRASOS.

◆ Y **cumplelaaaaaaaaaaaaaaaaa.**

Capítulo 15.4. NUESTROS NIÑOS. ESOS MALDITOS "CEREALES".

Ya sabemos "**interpretar**" los **Ingredientes**, mas MAL que bien, por su complejidad.

⇨ Esa Caja tan bonita de Cereales, tiene casi **80% de AZUCAR y ALMIDON** (full glucosa de rápida absorción), es **indiferente la Marca**, ponga **Light o Logth**, tienen casi **80% de AZUCAR y ALMIDON.**

Ya sabemos, o **DEBERIAS**, que es un **PSEUDO** Alimento, **QUE ESTA CREANDO** ciento de millones de **ADICTOS**, futuros **diabéticos and company**, y que son unas cuantas empresas las que **controlan** el mercado de comida **para niños**, y ganan **MILES de MILLONES** de dólares cada año.

⇨ **TIRA** esas Cajas tan Bonitas **a la BASURA**, y haz tus propios **CEREALES caseros** con Frutas y con Frutos Secos.

⇨ **Lee ALTERNATIVAS SALUDABLES** a los cereales, en la siguiente pagina o **retrocede** al **Tiempo de nuestros Abuelos**, a DESAYUNAR un Vaso de Leche Fresca, con un trozo de Pan Integral bañado en Aceite de Oliva y un Tomate de Compañía.

◆ **Repito:**

⇨ **TIRA** esas Cajas tan Bonitas a la **BASURA**, y haz tus propios **CEREALES caseros** con Frutas y con Frutos Secos.

⇨ **Lee ALTERNATIVAS SALUDABLES** a los cereales, en la siguiente pagina o **retrocede** al **Tiempo de nuestros Abuelos**, a DESAYUNAR un Vaso de Leche Fresca, con un trozo de Pan Integral bañado en Aceite de Oliva y un Tomate de Compañía.

Capítulo 15.5. NUESTROS NIÑOS. NUTRICION Y BEBES.

◈ Si tienes un Bebe, ya existe un **excelente libro**, sobre **alimentación saludable** para esos futuros niñitos/as:

⇨ **SE ME HACE BOLA**. Autor: **Julio Basulto**. Editorial DEBOLSILLO.

◈ **Léelo**, será una magnifica inversión en Tiempo y Dinero.

◈ También te **RECOMIENDO**, este otro:

⇨ **MAMA COME SANO**. Autor: **Julio Basulto**. Editorial DEBOLSILLO.

Capítulo 15.6. NUESTROS NIÑOS. ALTERNATIVAS SALUDABLES

Crea tu plato de **Cereales Caseros Saludables**, para lo cual necesitaras una serie de **ingredientes:**

⇨ BASICOS.

◈ **Cereales**: Avena Integral o Quínoa.

◈ **Frutos Secos**: Almendras, Nueces, Anacardos, pistachos, etc.

◈ **Frutas Desecadas***: Pasas, Ciruela, etc.

*La mayor parte que venden en los Súper llevan Azúcar extras.

⇨ ADICIONALES.

◈ **Semillas**: Sésamo, Calabaza, etc.

◈ **Miel del Bosque**.

◈ **Frutas Frescas de Temporada**: Manzana, Plátano, Fresas, etc.

◈ **Cacao en polvo 100%**: Marca Valor es el UNICO sin AZUCARES.

⇨ IMPRESCINDIBLES.

◈ **Leche Fresca Entera** y/o **Yogurt Natural.**

⇨ **Recuerda** que: **Google**, sirve para **más cosas** que para **Ligar** (Badoo y/o Meetic), para **Charlotear** (Whatsapp y/o Facebook), para **Piratear** (Pelis y/o Música), algo que hacemos TODOS.

◆ Puedes encontrar **miles de recetas de MUESLI y CEREALES saludables y/o caseros**, así que te pongo el nombrecito, lo pones en "Google" y le das a Buscar.

Capítulo 15.7. **NUESTROS NIÑOS.** MINICARRITO DE LA COMPRA.

⇨ **MI CESTA ECONOMICA**

◆ **Harina y/o Cereales Integrales** (Avena, Centeno, Mijo, Garbanzo).

Marca Gutbio y/o Fortin. ALDI

◆ **Mix de Frutos Secos.**

Marca Gutbio. ALDI

◆ **Miel del Bosque o Mielina.**

Marca Mielina. ALDI

◆ **Frutas Desecadas.**

Marca Frumesa y/o Medina. ALDI

◆ **Semillas.**

Marca Lindwoods. CARREFOUR

◆ **Frutas de Temporada.**

Mercado Tradicional y/o Fruterías de Barrio

⇨ **MI CESTA MILLONETIS**

◆ **Cereales y Quínoa.**

Marca Ecocesta CARREFOUR

◆ **Mix de Frutos Secos.**

Marca Paño Nature. CARREFOUR

◆ **Miel del Bosque o Mielina.**

Marca Miel de Galicia. CARREFOUR y/o

◆ **Frutas Desecadas.**

Marca Paño Nature. CARREFOUR

◆ **Semillas.**

Marca Lindwoods. CARREFOUR

◆ **Frutas de Temporada.**

Sección Frutería y Verduras CARREFOUR y/o MERCADONA

EL PORQUE ENGORDAMOS?

&

LA PRIMAVERA

&

ESTRESSATE Y ENGORDA

&

LA DIETA ANTI EVOLUCION

Capítulo 16.1. EN LA SELVA. EL PORQUE ENGORDAMOS?

En la EGB nos contaron, que **en VERANO**, que cuando estábamos en la Selva a 50 grados, salíamos corriendo detrás de esos Mamuts (elefantes grandazos), durante días, para poder cazar y comer.

⇨ Bebíamos Agua, **mucha Agua**, durante esos días de CORRER (el dichoso running moderno).

Cuando lo alcanzábamos, nos comíamos 1000 kilos de carne por cabeza, y una parte se convertía en MICHELINES, para tener reservas para el largo invierno.

⇨ Cuando **Cómenos MUCHO**, una parte se convierte en MICHELINES y **ENGORDAMOSSS**, es la evolución de millones de años.

Con tanto Solecito y Comida, íbamos a **Ligar al Poblado** (la Discoteca) que estaba a 50km corriendo, a **pelear con los Cocodrilos** (Nadar en la Playa), y si ahora NO lo hacemos, en vez que tener unos MICHELINES extras, nos ponemos como UN TONEL.

Y en INVIERNO, no había ni un mísero Cacahuete para comer, ya se habían marchado los Mamuts a otros lugares más tranquilos, ya NO salíamos ni a Ligar, a Cazar o a pelear con los Cocodrilos, para gastar menos Calorías.

⇨ En **Invierno, no hacemos apenas nada**, igual que los selváticos hace millones de año, pero **SI COMEMOS** lo mismo que en **Verano**, nos pondremos como un **TONEL**.

◆ Pero yo COMO POCO, y NO ADELGAZOOO?.

⇨ Mentiraaa, casi siempre es mentira, lo que haces es **COMER BASUREO o ENGORDAKILOS** (que el cuerpo lo convierte en MICHELINES automáticamente) y poca COMIDA saludable.

◆ Yo SI COMO SALUDABLE, y NO ADELGAZOOO? Ahhh, eres uno entre mil, y tiene una explicación.

El OTOÑO, de él NO te hablaron en la EGB, jejeje.

Nuestros antepasados de hace un millón de años, en plena Selva, se daban cuenta que ya era dichas fechas, porque lo que había para **cazar eran Lagartijas** y otros animalejos pequeñitos, imagínate **repartirlo entre las cien personas** de la tribu.

Durante semanas **comíamos muy poquito**, y le decíamos a nuestro cuerpo, PRONTO VENDRA EL INVIERNO, y NO comerás, así que nuestro Cerebro más primitivo (límbico), grabo a Sangre y Fuego, **que guardara en forma de MICHELINES una parte de lo poquito que comamos.**

⇨ Si comes **demasiado poco**, entraremos en **Modo Pereza o Flojera**, para que una parte se conviertan en **MICHELINES** automáticamente.

Y en PRIMAVERA qué?.

Ese es otro capítulo, toca esperar, jejeje.

Capítulo 16.2. EN LA SELVA. LA PRIMAVERA

En esa época del año, que la Sangre Altera, ya regresaron los **animalejos medianos** (pollos, conejos), pescábamos **pececitos** y los arboles tenían ricos **frutos secos** (almendras, nueces, castañas).

⇨ Había que caminar o correr **solo unas horas** (de tres a cuatro), para **conseguir alimentos**, aunque fueran cantidades pequeñas, recuerda, siempre bebíamos mucha Agua.

Nuestro cuerpo (el metabolismo, nuestro cerebro primitivo) aprendió, que comiendo moderadamente, NO hace falta almacenar MICHELINES (para eso estaba el Verano).

◆ **Come moderadamente**, y le dirás a tu cuerpo que **NO** ALMACENES **michelines** y que **NO ENGORDE**.

También se grabo en el Cerebro primitivo, que Primavera es cuando **COMES cada cuatro horas** de media, si comes solo **UN PAR DE VECES AL DIA**, le dirás a tu CEREBRO, que estas en OTOÑO, que **guardes** una parte como **MICHELINES**.

◆ **Come cada cuatro horas,** y le dirás a tu cuerpo que **NO** ALMACENES **michelines** y que **NO ENGORDE**.

OK, lo **COMPRENDI!!!** Y lo hago (más o menos), pero estoy súper activada, salgo de FIESTA el jueves, viernes, sábado y domingo, y NO ADELGAZOOO, dice mi amiga Berni.

Gurrr, comprendes lo que quieres…, el activarse es obligatorio, pero los excesos confunden al CUERPO.

Relee **el Verano**, y veras que es cuando **más de "Fiesta" salimos** (ya sea a Ligar, Cazar o Running, Nadar, etc.), ese exceso lo detecta nuestro cuerpo (metabolismo, cerebro, etc.) y **COMEMOS MAS y almacenamos MAS MICHELINES.**

⇨ **Actúa como en Primavera**, ve de **Fiesta un día** a la semana, **camina** todos los días, **corre un día** a la semana (no tres o cuatro).

La Regla del Tercio:

◆ **Come moderadamente.**

◆ **Come cada cuatro horas.**

◆ **Actúa como en Primavera**.

Recuerda:

◆ **Come moderadamente**, y le dirás a tu cuerpo que **NO** ALMACENES **michelines** y que **NO ENGORDES.**

◆ **Come cada cuatro horas,** y le dirás a tu cuerpo que **NO** ALMACENES **michelines** y que **NO ENGORDES.**

Capítulo 16.3. EN LA SELVA. ESTRESSATE Y ENGORDA

Pero yo COMO MODERAMENTE y vivo todo el año en PRIMAVERA, y NO ADELGAZOOO?.

⇨ Mentiraaa, casi siempre es mentira, lo que haces es **COMER BASUREO** o **ENGORDAKILOS** (que el cuerpo lo convierte en MICHELINES automáticamente) y poca COMIDA saludable. Aunque hay excepciones, uno entre mil.

◈ El **ESTRESS ES PROMICHELINES,** sus orígenes vienen de esos OTOÑOS que sufrimos durante millones de años.

Salíamos como buenos Selváticos, de Caza o Recolección durante horas o días, con la preocupación (estrés), que quizás no lleváramos nada de comida a la cueva, con el riesgo de que los más débiles (niños, ancianos) enfermaran, algo que sucedía por desgracia, con demasiada frecuencia.

Esto se quedo marcado en el parte del Cerebro más primitiva, estresarte emite una señal a nuestro cuerpo, para que ENGORDEMOS.

Y como EVITAMOS ESTRESARME?, ya está todo inventado, es solo volver a los orígenes.

⇨ **Come Sano,** evitando los alimentos que generan un estrés artificial o BASUREO, como hace un millón de años.

⇨ **Endofinarte**, el Deporte y el Sexo son la manera más eficaz, como hace un millón de años.

⇨ **Camina** un rato cada día, como hace un millón de años.

⇨ **Apaga el Móvil**, no estamos diseñados para estar INTERCONETADOS todo el día, nuestra cabeza necesita descansar, como hace un millón de años.

⇨ **Duerme ocho horas al día,** sin molestias cercanas (TV, Móvil, Luz), como hace un millón de años.

⇨ Y sobre todo, **DISFRUTA DE LA VIDA** de una manera **equilibrada**, diviértete, sonríe, viaja, comparte, lee, habla (cara a cara, nada de inventos modernajos) con tus amistades y/o familia, escucha, baila, etc., las misma actividades que hacíamos hace un millón de años, que está grabado en nuestro cerebro primitivo.

Recuerda que:

◆ **Compartir es hacer una parrillada** en casa, teniendo que ir al súper a comprar la carne y otras mil cosas que hacen faltan, hablar con todos los amigos cara a cara para invitarles, cocinar los ingredientes, comer charlando y luego ir a tomar un café, este tipo de actividad desestresa.

⇨ **NO ES COMPARTIR,** enviar un Whatsap o llamada rápida, ir al restaurant de moda, coger el coche corriendo, sufriendo para aparcar, comiendo algo de orígenes desconocidos, vaciando la tarjeta de crédito para invitar, eso **es ESTRESARSE** y tratar de **COMPRAR a los demás con DINERO**.

Capítulo 16.4. EN LA SELVA. LA DIETA ANTIEVOLUCION

Aunque muchos lo ignoren, hay una Dieta o Comida que es lo contrario de lo que **nuestro Cerebro, nuestros Genes** y **nuestro Metabolismo** han **aprendido** durante **millones de años.**

⇨ Estos **alimentos anti naturales,** hacen que nuestro **cerebro no crezca bien,** nos hace **más torpes,** nos vuelve **más flojos,** y lo que es aún peor, hacen que el cuerpo los **convierta en michelines** (ENGORDAR) **en pocos minutos** después de comerlos.

◆ En Primavera, durante millones de años, **comíamos animales pequeños, peces, frutos secos, verduras, frutas, granos naturales** (los llamados alimentos integrales), y **lácteos frescos**, y nuestro estomago se acostumbro a "tragárselos" **en tres o cuatro horas**, dándonos energía (calorías) para ese tiempo.

Y Llego la **"revolución" alimentaria en un laboratorio,** en el siglo XIX y XX, si repito, en un laboratorio, ya que fueron químicos quienes "inventaron" muchos de los alimentos actuales, buscando algo BARATO y de producción MASIVA, que les permitiera "forrarse"", aunque fuera a costa de la salud de esos pobres hombres Selváticos, ya reconvertidos en Urbanitas de Ciudades.

Entre muchos de sus inventos, fue cambiar la sana MIEL (necesitaba muchas personas trabajando), por GLUCOSA pura (dos personas hacían el trabajo de cien), que convierte en ADICTO al cerebro, y como no hace falta digerirlo en el estomago (tres o cuatro horas), **en MINUTOS** se vuelve **MICHELINES** y **ENGORDAMOS.**

⇨ Y con varios **miles de productos surgidos de un oscuro Laboratorio**, que son los que más **abundan en un Supermercado**, que vienen en cajitas preciosas, sucede lo mismo, en MINUTOS se vuelve MICHELINES y **ENGORDAMOS**

Pero ya sabes cuales son, el **BASUREO** o **COMIDA BASURA** o **Carbohidratos Refinados** (azucares) o **ENGORDAKILOS,** al cual dedicamos un capitulo detallado.

Capítulo 17. MISION IMPOSIBLE X

METABOLISMO

&

HABITOS PARA ADELGAZAR SIN DIETAS Y OTRAS GILIPO...

&

ESE APETITO INSACIABLE

&

ENZIMAS O MALGASTAR UN MILLON DE EUROS

Capítulo 17.1. MISION IMPOSIBLE X. METABOLISMO

⇨ **METABOLISMO,** vaya palabreja mas "jodia" para decir lo que es: **TODO** nuestro **CUERPO**, y como **FUNCIONA.**

◆ En este país llamado "SPAIN" o como se diga, llevamos ya más de un **cuarto de siglo, COMIENDO BASURA, DESTROZANDO** ese **CUERPO** y convirtiendo a nuestro METABOLISMO en un PSICOPATA **ENFERMIZO, OBESO** e **INSANO.**

◆ Si estuvieras enganchado a las **DROGAS** "duras", la **DESINTOXICACION** sería **más fácil** y rápida, nos queda un largo camino por el desierto, hasta que nuestro CUERPO Y METABOLISMO, **expulse** todos esos **carbohidratos refinados, azucares and Company,** y se vaya **REGENERANDO.**

⇨ Debemos **REGENERAR:**

◆ El ESTOMAGO o LA **FIBRA INDESTINAL.**

◆ Las PROTEINAS o **LEPTINA&GHRELINA.**

◆ El CEREBRO o ENVENARLO CON **AZUCARES.**

⇨ **Empezando** por el **ESTOMAGO o LA FIBRA INDESTINAL,** que son las **BACTERIAS** que nos hacen VIVIR, ya que tenemos más de UN KILO en nuestro **cuerpo,** y centenares de **miles de millones** bacterianillas.

Unas **pocas** son **Malas Malísimas,** pero lo normal es que las buenas le den "caña" y la **manden a la cárcel,** y hay un **Malvado Duende** que hace **crecer a esas malas malísimas.**

◆ Ese **Duende malvado** se llama **AZUCARES o Carbohidratos Refinados,** también conocidos como **COMIDA BASURA, AZUCAR, ACEITES REFINADOS,** etc.

Gracias a ese **Duende Malvado,** las bacterias **malísimas son LEGION,** que:

• Provocan que NOS **RESFRIEMOS** MAS.

• Tengamos MÁS **DOLORES** de CABEZA.

• Nos **DEPRIMAMOS** mas.

• Estemos más **CANSADOS.**

• Y **ENGORDEMOS** más.

NO te ASUSTES¡¡¡

⇨ Hay Solución, **NO COMAS BASUREO,** y toma a **diario, LACTEOS FRESCOS & VERDURAS & FRUTAS,** aparte de llevar una alimentación sana y equilibrada, que ya aprendiste a ello.

◆ Tiempo al Tiempo, nuestro Cuerpo es Fuerte, si eres **CONSTANTE y SUPRIMES EL BASUREO,** en un plazo de seis a doce meses, habrás **REGENERADO tu METABOLISMO.**

⇨ **Continuamos** con Las PROTEINAS o **LEPTINA&GHRELINA,** que nos hacen sentirnos saciados y nos avisan de cuando comer.

◆ Es un **Equipo de TRABAJA** juntos, más bien **trabajaban,** hasta que **llego el BASUREO** en la Comida.

◆ La **ADORADA** Leptina, nos informa de que **YA NO TENEMOS** "jambre", que la **crea el cuerpo** a través ciertos de los **Alimentos** (Lácteos Frescos, Pescado Azul, Frutas y Verduras, Pasta y Arroz Integral), que **NO ESTAN DE MODA** comer.

Si NADIE te dice que **MATAR está MAL**, al final mataras a alguien, si NO hay LEPTINA, no hay **NADIE** que nos diga que **DEJEMOS DE COMER Y ENGORDAR.**

◆ La **ODIADA** Ghrelina, es la que nos DICE que **tenemos HAMBRE**, hay **Alimentos** que le **HACEN CRECER Y CRECER** como un CANCER hasta el INFINITO, teniendo que **COMER UNA Y OTRA VEZ.**

Imaginas cuales son dichos "alimentos"?. **ACERTASTES,** los AZUCARES o Carbohidratos Refinados, también conocidos como **COMIDA BASURA, AZUCAR, ACEITES REFINADOS,** etc.

Tiempo al Tiempo, nuestro Cuerpo es Fuerte, si eres **CONSTANTE y SUPRIMES EL BASUREO,** en un plazo de seis a doce meses, habrás **REGENERADO tu METABOLISMO.**

⇨ Nuestro **CEREBRO** o **ENVENARLO** con AZUCARES, ya que nuestro CEREBRIN, come **PROTEINAS y ACIDOS GRASOS** (que nuestro cuerpo transforma en una glucosita sana), haciendo más **"listos".**

En Cambio, si le **INYECTAMOS** directamente AZUCARES o **BASUREO,** lo convertimos en un **ADICTO,** que solo **PIENSA** en **INYECTARSE AZUCARES,** sin **importarles** nuestra **SALUD** o **QUE ENGORDEMOS,** y de paso, dejamos a nuestras **pobres hormonitas** (leptina entre ellas) **aterradas y huyendo,** sin poder hacer su "curro", avisarnos de que NO comamos MASSS.

◆ Si te Inyectas **AZUCARES o BASUREO,** te vuelves **ADICTO y ENGORDASSS.**

Tiempo al Tiempo, nuestro Cuerpo es Fuerte, si eres **CONSTANTE y SUPRIMES EL BASUREO,** en un plazo de seis a dieciocho meses, habrás **REGENERADO tu METABOLISMO.**

Capítulo 17.2. MISION IMPOSIBLE X. HABITOS PARA ADELGAZAR SIN DIETAS Y OTRAS GILIPO...

⇨ **HÁBITO** es cualquier cosa que **HACEMOS** sin pensar, aprendido por haberlo **REPETIDO** mil veces, un ejemplo: Cambiar los pedales del coche sin mirar, al conducir.

◆ Hay muchos **Macro Estudios Científicos** y Gigantescos Libros, a los cuales puedes dedicar Meses a leerlos, que investigan los hábitos, de los que **ADELGAZAN**, perdiendo unas docenas de kilos extras, y siempre llegan a las **mismas conclusiones**:

⇨ **DORMIR Y SOÑAR.** Dormir un mínimo de OCHO horas al día, ADELGAZA, y si estas en soñando de las 02.00 a 06.00, que es cuando el CUERPO se REGENERA, aun MAS.

Recomendación: DUERMEEE, y si tienes algún INCORDIO cerca, al SOFA, y de paso, ELIMINA la TV, Móvil, Tablet del Dormitorio.

⇨ **COMER CINCO VECES AL DIA.** Increíbleee, pero cierto, comer cinco veces ADELGAZA, comer TRES o menos veces ENGORDA.

Recomendación: Desayuna, Media Mañana, Almuerza, Merienda, Cena sin MIEDOOO.

⇨ **DESAYUNEANDO.** Los que desayunan todos los días, especialmente Lácteos Frescos y Frutas, ADELGAZAN mas.

Recomendación: LEVANTATE cinco minutos antes y DESAYUNAAA.

⇨ **CENAR ANTES DE LAS 21.00.** Los que Cenan DESPUES de las 21.00, ENGORADAN, y si lo haces ANTES de dicha hora, ADELGAZASSS.

Recomendación: APAGA el Móvil a las 20.00, Cocina y Cena, y a partir de las nueve te Maxi Interconectas a Facebookear, *WhatsAppear* y Badooear.

⇨ **COMER CEREALES INTEGRALES.** La Pasta Integral, Pan Integral, Pizza Integral, Avena Integral te hace ADELGAZAR.

Y los que comen la Pasta Normal/Refinada, Pan Normal/Refinada, Pizza Normal/Refinada y Alimentos con Harina Normal/Refinada, ENGORDAN.

Recomendación: TIRA a la BASURA toda esa "Pasta" BASURA y te vas al ALDI, a comprar la Gama Gutbio, saludable y ecológica, a precio de saldo.

⇨ **SON CHEFERES.** Saber COCINAR como se dice de toda la VIDA, es una Garantía para ADELGAZAR.

Recuerda Comprar una Pizza del Supermercado, y ponerla en el Microondas, como hace mi amiga Berni, NO ES COCINARRR.

Recomendación: EXISTE una cosa llamada GOOGLE, encontraras millones de RECETAS, sencillas y sanas.

⇨ **SON ORGANIZADOS** Y PLANIFICAR LAS COMIDAS. Si eres capaz de saber lo que vas a HACER y llegar PUNTUAL, siendo Organizado, ADELGAZARAS MASSS.

Si el Domingo ya sabes lo que vas a "papear" la semana entrante, ADELGAZARAS mas.

Recomendación: Ya pasemos la ADOLESCENCIA, se supone, jajaja, así que a portarse como un ADULTO.

⇨ **HUYEN DE LOS DINOSAURIOS**. O ENDORFINARSE como si te persiguiera Hacienda, y en "castellano viejo", hacer EJERCICIO-CORRER, y utilizando los "gringismos" actuales, RUNNING.

Recomendación: CORRE un par de horas seguidas, mínimo una vez a la semana, lo demás (bici, piscina, musculación, zumba y chorradas and company), está bien para ACTIVARSE, pero no sirven para ADELGAZAR en serio.

⇨ **AMIGOS SALUDABLES**. Si tienes "Amistades" POCO Saludables (y no me refiero a sus antecedentes penales, jajaja), ENGORDARAS.

Las Amistades con una vida SANA Y EQUILIBRADA, te harán ADELGAZAR.

Recomendación: Tener un AMIG@, es un TESORO, colegas de juerga, solo para las juergas.

⇨ **ACTIVATE**. Haciendo actividades variadas (Pasear, Chefear, Cafetear, Cinear, Discotear, Tiendear, Ligotear. Leer, etc.), ADELGAZARAS, siempre con una Actitud POSITIVA y escapando de las Personas Toxicas.

Recomendación: Haz Actividades VARIADAS, cada DIA, pero NO lo utilices de EXCUSA, para comer BASURA.

Capítulo 17.3. MISION IMPOSIBLE X. ESE APETITO INSACIABLE.

⇨ Ese Apetito **INSACIABLE,** que **NO** puedo **controlar, SOCORROOOO¡¡¡**

Tranquila en las **MASAS,** tiene **SOLUCION,** y las **Causas** suelen ser:

◆ La **INFrecuente,** es una **DEFICIENCIA** en la generación de alguna proteína, en especial la **LEPTINA.**

◆ La **FRECUENTE,** que has **dañado** tu **METABOLISMO,** de tanta **COMIDA BASURA,** que ya no puede identificar a la LEPTINA y GRICOSINA, que regulan el apetito y la sensación de saciedad.

Recuerda, la LEPTINA de **Farmacia NO funciona,** tiene que crearla el cuerpo o metabolismo, y eso se consigue con una **alimentación adecuada.**

⇨ **INFrecuente o DEFICIENCIA Generación de Proteínas.**

◆ Hay que **comer CINCO veces al día** como mínimo, cada DOS a CUATRO horas, para que los niveles de **LEPTINA** permanezcan **regulares.**

Alimentos que hacen que nuestra cuerpo genere Leptina y sea estable y no tengamos esa "jambre de lobo": **PROTEINAS, OMEGA 3 y ZINC.**

◆ **PROTEINAS** por UN TUBO.

• **Lácteos** (Leche Fresca, Queso Fresco y Curado, Yogurt Natural Griego).

• **Legumbres** (Garbanzos, Lentejas, Judías).

• **Frutos Secos** (Nueces, Almendras).

• **Pescado Azul** (Sardinas, Caballas, Boquerones).

• **Frutas y Verduras** (Berenjenas, Aguacate).

◆ **OMEGA 3** Siii.

• **Aceite Oliva Virgen** Extra.

• **Pescado Azul** (Sardinas, Caballas, Boquerones).

• **Frutos Secos** (Nueces, Almendras).

◆ **ZINC** o Mineralízate.

• Chuletón **Buey.**

•**Cordero.**

• **Pasta Integral.**

• **Arroz Integral.**

• **Calabaza, Ajo, Plátano.**

⇨ La **FRECUENTE**, que has **DAÑADO** tu **METABOLISMO**, de tanta **COMIDA BASURA**.

Hasta que el **CUERPO se halla SANADO**, eliminando el BASUREO en tu alimentación, y **COMIENDO SANO**, solo **son PARCHES**, para tratar de controlar ese apetito destructivo.

◆ Hay que **comer CINCO veces al día** como mínimo, cada DOS a CUATRO horas, para que los niveles de **LEPTINA** permanezcan **regulares.**

Alimentos que hacen que nuestra **cuerpo genere Leptina**/Gherina y no tengamos esa "jambre de lobo": **PROTEINAS, FIBRA & VITAMINAS, OMEGA 3** y **ZINC**.

◆ **PROTEINAS** por UN TUBO.

• **Lácteos** (Leche Fresca, Queso Fresco y Curado, Yogurt Natural Griego).

• **Legumbres** (Garbanzos, Lentejas, Judías).

• **Frutos Secos** (Nueces, Almendras).

• **Pescado Azul** (Sardinas, Caballas, Boquerones).

• **Frutas y Verduras** (Berenjenas, Aguacate).

◆ **FIBRA & VITAMINAS.**

• **Frutas de Temporada**: Manzana, Nísperos, Aceitunas, Peras, Fresa, Naranja, etc.

• **Verduras de Temporada**: Lechuga, Tomate, Espinacas, Acelgas, Guisantes, Col, Batata, Coliflor, Champiñón, Cebolla, etc.

• **Especies**: Ajo, Pimentón Picante, Cúrcuma, Ajís Peruanos, Comino, Pimienta Negra, etc.

◆ **OMEGA 3** Siii.

• **Aceite Oliva Virgen** Extra.

• **Pescado Azul** (Sardinas, Caballas, Boquerones).

• **Frutos Secos** (Nueces, Almendras).

◆ **ZINC** o Mineralízate.

• Chuletón **Buey.**

•**Cordero.**

• **Pasta Integral.**

• **Arroz Integral.**

• **Calabaza, Ajo, Plátano.**

Capítulo 17.4. METABOLISMO & HABITOS. ENZIMAS O MALGASTAR UN MILLON DE EUROS

Cuando **NACEMOS heredamos un MILLON de euros**, perdón de **enzimas**, aunque cada vez heredamos menos, pues nuestros padres cada vez tienen menos euros, perdón enzimas.

⇨ Las Enzimas son **ángeles buenazos** (proteínas), que nos ayudan en:

◆ Convertir lo que comemos en algo sanazo, PROHIBIENDO acumular más MICHELINES en nuestro cuerpo (amilasas, lipasas...).

◆ Haciéndonos más fuertes, así un golpe NO nos deja moratones o apenas duelen.

◆ Ayudan a los conocidos glóbulos blancos de la sangre, a LUCHAR contra los Virus & Bacterias, como la Gripe, Ebola, Papiloma...

◆ Nos protegen de la acidez del estomago, de la diabetes, de la hernia hiatal y un largo etc.

◆ Nos hace mas "inteligentes", ya que mejora nuestro cerebrin, etc.

⇨ Si nos portamos como **"niños pijos malcriados"**, GASTANDO 10.000€ al mes, en pocos años no tendremos ni un euro, perdón Enzimas.

◆ Gastamos Miles cada mes en Cocain, perdón, AZUCAR.

◆ Gastamos Miles cada mes en Restaurantes de Moda, perdón, COMIDA BASURA

◆ Gastamos Miles cada mes en Viajes de Lujo "Todo Incluido", perdón, NO CAMINAMOS NI HACEMOS DEPORTE.

◆ Y encima NO trabajamos, perdón, NO "comemos" enzimas.

⇨ Al final, es **POCOS AÑOS, seremos POBRES** (en enzimas), ENGORDANDO mas, ENFERMANDO mas, y casi seguro, sin ser capaz de LEER UN LIBRO, jejeje.

PERO QUE SON LAS ENZIMAS?. Gurrr, necesitaría un año para explicarlo.

⇨ Son unas proteínas (revisar capitulo macronutrientes si no lo sabes), que ayudan al metabolismo de nuestro cuerpo a que todo funcione bien, es como el "ritmo" que tiene muchos chic@s para seguir la música y bailar bien.

◆ Si no tienes "ritmo" o enzimas, serás un patoso en la pista de baile o metabolismo.

◆ Si no tienes enzimas o "ritmo", tendrás un montón de enfermedades extras, además de engordar.

PERO DE DONDE VIENEN?. Gurrr, necesitaría dos años para explicarlo.

⇨ Las Enzimas las recibimos o heredamos de nuestra madre durante el embarazo, igual que el color del pelo, la altura, el color de los ojos, etc.

◆ Recibimos una cantidad o herencia "limitada" de enzimas, suficientes para una vida normal y saludable.

◆ Pero el metabolismo que es más listo que el "jambre", nos permite aumentar esa cantidad o herencia de enzimas, si somos saludables.

◆ Pero si somos unos "**niños pijos malcriados**", perderemos esta cantidad o herencia de enzimas, quedándonos más "pobres que una rata". jejeje.

LA PREGUNTA DEL MILLON. ¿Y DONDE ESTAN ESAS ENZIMAS?

⇨ Te contesto primero, diciéndote donde **NO ESTAN**, y que de paso, NOS ROBAN nuestros euros, perdón, enzimas: En los **alimentos MUERTOS**.

◆ La Harina Blanca esta "muerta" y todos los alimentos que lo utilizan: el Pan fabricado con levadura química esta "muerto", las pizzas, lasañas y pastas normales están "muertos".

◆ Los lacteos hervidos a 200 grados y sus derivados (leche carton, pseudo yogures, quesos procesados y/o untar, etc.) están "muertos".

◆ Los pseudo Aceites fabricados con altas temperaturas 200 grados y sus derivados (Girasol, Semillas, Maiz, Oliva normal, Margarina, etc.) están "muertos".

◆ El Azucar y sus derivados (los refrescos, zumos de bote, snack, chocolatinas, bollería industrial, ect.) están "muertos".

◆ La comida precocinada y sus derivados (Hamburguesas & Salchichas, Empanadas & Albóndigas del Super, Ensaladas & Ligth del Super, Callos & Fabada & Paellas and Etc del Super) están "muertos".

◆ Y unos cuantos miles de productos extras, que lo FABRICARON en teoría para hacernos la vida mas fácil, y en realidad, para VACIARNOS la cartera.

⇨ Encontraras muchos euros extras para tu bolsillo, perdón, enzimas, para que incrementes tu HERENCIA y tu SALUD, en los **alimentos VIVOS**.

◆ La Harina Integral esta "viva" y todos los alimentos que lo utilizan: el Pan fabricado con levadura natural o masa madre esta "viva", las pizzas, lasañas y pastas hechas en casa con levadura natural, están "vivas".

◆ Los Lacteos frescos y sus derivados (leche que venden refrigerada, yogures naturales sin aditivos, quesos frescos naturales sin aditivos, etc.) están "vivos".

◆ La Fruta, Verdura y Hortalizas Fresca de TEMPORADA están "vivos".

◆ Las Legumbres Crudas (para hervir luego en casa) están "vivos".

◆ El Pescado Fresco, recién pescado (sobre todo el azul, y que sea del mar/rio) están "vivos".

◆ La Carne Blanca fresca y cocinada a menos de 100 grados, que hayan comido hierbajos y tomado el sol, están "vivos".

◆ El Aceite de Oliva Virgen Extra está "vivo".

◆ La Miel está "viva".

◆ La comida casera, cocinada con alimentos frescos y naturales a menos de 100 grados (verduras, legumbres, pescado, carne blanca) están "vivos".

La Regla del Tercio

⇨ Recuerda, que si quieres ser "niño pijo malcriado", ENGORDANDO Y ENFERMANDO, derrocha tu HERENCIA o ENZIMAS, comiendo "alimentos muertos".

⇨ Recuerda, que si quieres estar "SANO, DELGADO Y SER UN PELIN MAS INTELIGENTE", aumenta tu HERENCIA o ENZIMAS comiendo "alimentos vivos".

⇨ COME "alimentos vivos" como Lácteos Frescos, Verduras & Hortalizas y Frutas de Temporada, Legumbres, Pescado Fresco, Aceite Oliva y sobre todo COCINAAA en casa.

Capítulo 18. APOYANDONOS. MATERIAL ADICIONAL

GUIA DE FRUTAS Y VERDURAS DE TEMPORADA

TABLA DE INDICE GLUCEMICO O EL AZUCAR POR ALIMENTO

BIBLIOGRAFIA: LIBROS, BLOG Y PELIS.

Capítulo 18.1. APOYANDONOS. GUIA DE FRUTAS Y VERDURAS DE TEMPORADA

Guía de Frutas y Verduras de Temporada

⇨ **Frutas y Verduras ENERO.**

◆ Caqui, Chirimoya, Fresa-Fresón, Kiwi, Limón, Mandarina, Manzana, Naranja, Plátano, Pomelo.

◆ Acelga, Ajo, Alcachofa, Apio, Berenjena, Brócoli, Calabacín, Cardo, Cebolla, Col Lombarda, Coliflor, Endibia, Escarola, Espinaca, Guisante, Haba, Judía verde, Lechuga, Nabo, Pepino, Pimiento, Puerro, Rábano, Remolacha, Repollo, Tomate, Zanahoria.

⇨ **Frutas y Verduras FEBRERO.**

◆ Fresa-Fresón, Kiwi, Limón, Mandarina, Manzana, Naranja, Plátano, Pomelo.

◆ Acelga, Ajo, Alcachofa, Apio, Berenjena, Brócoli, Calabacín, Cardo, Cebolla, Col Lombarda, Coliflor, Endibia, Escarola, Espárrago verde, Espinaca, Guisante, Haba, Judía verde, Lechuga, Nabo, Pepino, Pimiento, Puerro, Rábano, Remolacha, Repollo, Tomate, Zanahoria.

⇨ **Frutas y Verduras MARZO.**

◆ Fresa-Fresón, Kiwi, Limón, Mandarina, Naranja, Níspero, Plátano, Pomelo.

◆ Acelga, Ajo, Alcachofa, Apio, Berenjena, Brócoli, Calabacín, Calabaza, Cebolla, Col Lombarda, Coliflor, Endibia, Escarola, Espárrago verde, Espinaca, Guisante, Haba, Judía verde, Lechuga, Nabo, Pepino, Pimiento, Puerro, Rábano, Remolacha, Repollo, Tomate, Zanahoria.

⇨ **Frutas y Verduras ABRIL.**

◈ Albaricoque, Cereza, Fresa-Fresón, Kiwi, Limón, Mandarina, Melocotón, Naranja, Nectarina, Níspero, Plátano, Pomelo.

◈ Acelga, Ajo, Alcachofa, Apio, Berenjena, Brócoli, Calabacín, Calabaza, Cebolla, Col Lombarda, Coliflor, Endibia, Escarola, Espárrago verde, Espinaca, Guisante, Haba, Judía verde, Lechuga, Nabo, Pepino, Pimiento, Puerro, Rábano, Remolacha, Repollo, Tomate, Zanahoria.

⇨ **Frutas y Verduras MAYO.**

◈ Aguacate, Albaricoque, Cereza, Ciruela, Frambuesa, Fresa-Fresón, Limón, Melocotón, Melón, Naranja, Nectarina, Níspero, Plátano, Pomelo, Sandía.

◈ Acelga, Ajo, Alcachofa, Apio, Berenjena, Brócoli, Calabacín, Calabaza, Cebolla, Col Lombarda, Coliflor, Espárrago verde, Espinaca, Judías verdes, Lechuga, Nabo, Pepino, Pimiento, Puerro, Rábano, Remolacha, Repollo, Tomate, Zanahoria.

⇨ **Frutas y Verduras JUNIO.**

◈ Aguacate, Albaricoque, Breva, Cereza, Ciruela, Frambuesa, Fresa-Fresón, Higo, Limón, Melocotón, Melón, Nectarina, Níspero, Paraguaya, Pera, Plátano, Sandía.

◈ Acelga, Ajo, Brócoli, Calabacín, Calabaza, Cebolla, Coliflor, Espárrago verde, Espinaca, Judía verde, Lechuga, Nabo, Pepino, Pimiento, Puerro, Rábano, Remolacha, Repollo, Tomate, Zanahoria.

⇨.**Frutas y Verduras JULIO.**

◈ Aguacate, Albaricoque, Breva, Cereza, Ciruela, Frambuesa, Higo, Mango, Manzana, Melocotón, Melón, Membrillo, Nectarina, Paraguaya, Pera, Plátano, Sandía.

◆ Ajo, Calabacín, Calabaza, Cebolla, Espinaca, Judía verde, Lechuga, Nabo, Pepino, Rábano, Remolacha, Tomate, Zanahoria.

⇨ **Frutas y Verduras AGOSTO.**

◆ Aguacate, Albaricoque, Ciruela, Frambuesa, Granada, Higo, Mango, Manzana, Melocotón, Melón, Membrillo, Nectarina, Paraguaya, Pera, Plátano, Sandía, Uva.

◆ Ajo, Calabacín, Calabaza, Cebolla, Espinaca, Judía verde, Lechuga, Nabo, Pepino, Rábano, Remolacha, Tomate, Zanahoria.

⇨ **Frutas y Verduras SEPTIEMBRE.**

◆ Aguacate, Albaricoque, Caqui, Ciruela, Chirimoya, Frambuesa, Granada, Higo, Kiwi, Mango, Manzana, Melocotón, Melón, Membrillo, Nectarina, Paraguaya, Pera, Plátano, Sandía, Uva.

◆ Acelga, Ajo, Alcachofa, Apio, Berenjena, Brócoli, Calabacín, Calabaza, Cebolla, Col Lombarda, Coliflor, Endibia, Escarola, Espinaca, Judía verde, Lechuga, Nabo, Pepino, Pimiento, Puerro, Rábano, Remolacha, Repollo, Tomate, Zanahoria.

⇨ **Frutas y Verduras OCTUBRE.**

◆ Aguacate, Caqui, Chirimoya, Granada, Higo, Kiwi, Limón, Mandarina, Mango, Manzana, Melocotón, Melón, Membrillo, Naranja, Nectarina, Pera, Plátano, Uva.

◆ Acelga, Ajo, Alcachofa, Apio, Berenjena, Brócoli, Calabacín, Calabaza, Cardo, Cebolla, Col Lombarda, Coliflor, Endibia, Escarola, Espinaca, Guisante, Judía verde, Lechuga, Nabo, Pepino, Pimiento, Puerro, Rábano, Remolacha, Repollo, Tomate, Zanahoria.

⇨ **Frutas y Verduras NOVIEMBRE.**

◆ Aguacate, Caqui, Chirimoya, Granada, Kiwi, Limón, Mandarina, Mango, Manzana, Naranja, Pera, Plátano, Pomelo, Uva.

◆ Acelga, Ajo, Alcachofa, Apio, Berenjena, Brócoli, Calabacín, Calabaza, Cardo, Cebolla, Col lombarda, Coliflor, Endibia, Escarola, Espinaca, Guisante, Judía verde, Lechuga, Nabo, Pepino, Pimiento, Puerro, Rábano, Remolacha, Repollo, Tomate, Zanahoria.

⇨ **Frutas y Verduras DICIEMBRE.**

◆ Caqui, Chirimoya, Kiwi, Limón, Mandarina, Manzana, Naranja, Pera, Plátano, Pomelo, Uva.

◆ Acelga, Ajo, Alcachofa, Apio, Berenjena, Brócoli, Calabacín, Calabaza, Cardo, Cebolla, Col lombarda, Coliflor, Endibia, Escarola, Espinaca, Guisante, Haba, Judía verde, Lechuga, Nabo, Pepino, Pimiento, Puerro, Rábano, Remolacha, Repollo, Tomate, Zanahoria.

⇨ **Recuerdaaa,** si tu memoria es como la mía, **imprime este lista** de Frutas y Verduras de Temporada y **Revísala** periódicamente.

Capítulo 18.2. APOYANDONOS. TABLA DE INDICE GLUCEMICO

Tabla de Índice Glucemico O el Azúcar por Alimento

⇨ Alimentos con **IG ALTO de 50 a 100 – ENGORDANNNNN.**

◆ **I.G. 115:** Jarabe de maíz.

◆ **I.G. 110:** Cerveza.

◆ **I.G. 100:** Azúcar, Almidón o Fécula, Jarabe de trigo o arroz.

◆ **I.G. 95:** Almidón de patata, Harina de arroz, Patatas fritas, Patatas al horno.

◆ **I.G. 90:** Arroz caldoso, Pan blanco, Patata deshidratada (instantánea).

◆ **I.G. 85:** Arroz precocido, Arroz soplado, Cornflakes (cereales), Harina blanca de trigo, Leche de arroz, Maíz pira, Palomitas, Maicena (almidón de maíz), Pan blanco (cuadrado), Pan blanco para hamburguesas, Torta de arroz.

◆ **I.G. 80:** Puré de papa/patata.

◆ **I.G. 75:** Barquillo con azúcar, Donuts, Lasaña (trigo blando).

◆ **I.G. 70:** Arroz común, Azúcar blanco, Azúcar moreno (integral).

◆ **I.G. 70:** Baguette, pan francés blanco.

◆ **I.G. 65/70:** Bizcocho, Brioche, Cereales refinados (con azúcar o edulcorante), Chocolate, tableta (con azúcar o edulcorante), Croissant, Dátil, Galleta, saladito, Gnocchi, Harina de maíz, Melaza, Mijo, Pan ácimo, Pan de arroz, Patatas hervidas (sin cáscara/piel), Papilla de maíz, Pasta de trigo blando, Plátano macho (cocinado), Polenta, Raviolis (trigo blando), Risotto, Colas y Refrescos, Tacos.

◈ **I.G. 65:** Confitura (con azúcar o edulcorante), Cuscús, sémola, Dulce de membrillo (con azúcar), Espelta, trigo de un grano, Habas (cocidas), Harina de castaña, Jarabe de arce, Maíz,Snack, Mermelada (con azúcar), Musli, muesli (con miel o azúcar...), Pan Normal, Pan de centeno (30% de centeno), Pan semi-integral (con levadura), Panela, Patatas hervidas (con cáscara/piel), Piña (lata), Remolacha (cocinada), Sorbete, helado de frutas (con azúcar o edulcorante), Tallarines chinos / fideos (de arroz), Uva pasa.

◈ **I.G. 60:** Albaricoques (lata, con azúcar), Arroz Jazmín, Arroz largo, Bananas, Cebada perlada, Chocolate en polvo (con azúcar o edulcorante), Helado de crema (con azúcar o edulcorante), Lasaña (trigo duro), Mayonesa (industrial, con azúcar), Miel, Pan de leche, Pizza, Raviolis (trigo duro), Sémola de trigo duro.

◈ **I.G. 55:** Arroz rojo, Espaguetis blancos bien cocidos, Jugo/Zumo de uva Natural (sin azúcar), Melocotones (lata, con azúcar), Mostaza (con azúcar), Papaya (fruta fresca), Polvorón (harina, mantequilla, azúcar), Sushi, Tagliatelles (bien cocidas), Trigo bulgur (cocinado), Yuca, Zumo de mango Natural.

⇨ Alimentos con **IG MEDIO de 35 a 50 – NOS MANTIENEN EN EL PESO** (A veces, jejeje).

◈ **I.G. 50:** Arroz basmati, Arroz integral, Batatas, Galleta (harina integral sin azúcar), Zumo de piña natural (sin azúcar), Kaki, caqui, Kiwi 50, Macarrones (trigo duro y/o integral), Mango (fruta fresca), Muesli Casero (sin azúcar), Pan de quínoa, Zumo de manzana (sin azúcar).

◈ **I.G. 45:** Arroz basmati Integral, Chícharos (en conservas), Bananas (verdes), Centeno (integral; harina, pan), Cereales completos caseros (sin azúcar), Coco, Confitura (sin azúcar), Cuscús integral, sémola integral, Espelta trigo de un grano (integral pan), Espelta, trigo de un grano (integral; harina, pan), Zumo de naranja (sin azúcar), Pan tostado de harina integral (sin azúcar), Piña (fruta fresca), Plátano, Trigo bulgur entero (cocinado), Uvas (fruta fresca).

◆ **I.G. 40:** Alforjón o trigo sarraceno, Avena, Ciruelas secas, ciruelas pasas, Espaguetis integrales al dente, Falafel, Fríjol o Judía, Habas, Harina de quínoa, Higo seco, Zumo de zanahorias (sin azúcar), Kamut (grano integral), Leche de coco, Mantequilla de cacahuete (sin azúcar), Pan, 100% integral con levadura natural, Polvorón (harina integral, sin azúcar), Sorbete, helado de frutas (sin azúcar), Tahin, puré de sésamo.

⇨ Alimentos con **IG BAJO de 0 a 35 – ADELGAZAN** (A veces, jejeje).

◆ **I.G. 35:** Albaricoques secos, orejones, Apio nabo, apio rábano, Arroz salvaje, Guisantes, Brevas, Chirimoya, Ciruelas, Compota de manzana (sin azúcar), Falafel (garbanzos), Fríjol y/o Judía, Garbanzos, Granada, Harina de garbanzos, Zumo de tomate Casero, Levadura Natural, Lino y/o sésamo, Manzana, Melocotones, Membrillo, Naranjas, Nectarina, Pan esenio, Quínoa, Salsa de tomate casera (sin azúcar), Tallarines chinos (de trigo duro), Tomates secos, Yogur Natural.

◆ **I.G. 30:** Ajo, Albaricoques, Fruta de la pasión y/o maracuyá, Garbanzos, Judías verdes, Leche de almendra, Leche, Lentejas, Mandarinas, clementinas, Mermelada casera (sin azúcar), Nabo, Peras, Requesón, Remolacha, Tomates, Pomelo, Zanahoria (cruda).

◆ **I.G. 25:** Cerezas, Frambuesa, Fresas, Guisantes secos, Humus (puré de garbanzos), Lentejas verdes, Moras 25, Puré de almendras enteras (sin azúcar), Puré de avellanas enteras (sin azúcar), Puré de cacahuetes (sin azúcar).

◆ **I.G. 20:** Alcachofa, Berenjena, Cacao en polvo natural (sin azúcar), Palmito, Brote de bambú, Salsa tamarindo (sin azúcar), Zumo de limón (sin azúcar).

◆ **I.G. 15:** Aceituna, Acelgas, Almendras, Altramuz, Apio, Avellanas, Brócoli, Brotes de semillas, Cebolla, Cereales germinados, Chile pimiento (picante), Col fermentada, chucrut, Coles de Bruselas, Coliflor, Endibias, Espárragos, Espinacas, Hinojo, Hongo, seta, champiñón, Jengibre, Lechugas, Cacahuetes, Nueces, Pepinillo, Pepino, Pimientos rojos, Piñones, Pistacho, Puerros, Rábano, Repollo, Salvado (de trigo, de avena...), Aguacate.

◆ **I.G. 5:** Especies (perejil, albahaca, orégano, canela, vainilla, etc.). 5

⇨ Tienes en Internet una **Guia** del Indice Glucemico de los **Alimentos,** que puedes utilizar **FREE** (Gratis para que nos entendamos, jejeje), que tienes una lista mas grandazaaa que la yo te he comentado:

http://www.montignac.com/es/buscar-el-indice-glicemico-ig-de-un-alimento/

Capítulo 18.3. APOYANDONOS. BIBLIOGRAFIA

BIBLIOGRAFIA: Libros, Blog Y Pelis

⇨ MIS LIBROS FAVORITOS SOBRE NUTRICION, DIETAS AND COMPANY.

◈ LO QUE DICE LA CIENCIA PARA ADELGAZAR DE FORMA FÁCIL Y SALUDABLE.

Autor: L. Jimenez

◈ LO QUE DICE LA CIENCIA SOBRE DIETAS, ALIMENTACIÓN Y SALUD.

Autor: L. Jimenez.

◈ ADELGAZAME, MIENTEME.

Autor: Juan Revenga.

◈ COMER SIN MIEDO.

Autor: J. M. Mulet.

◈ EL CEREBRO OBESO.

Autor: L. Jimenez.

◈ SECRETOS DE LA GENTE SANA.

Autor: Julio Basulto.

◈ SE ME HACE BOLA.

Autor: Julio Basulto.

◈ EL MONO OBESO.

Autor: José Enrique Campillo.

⇨ MIS BLOGS FAVORITOS SOBRE NUTRICION, DIETAS AND COMPANY.

◈ www.scientiablog.com

Autor: José M. López Nicolás.

◈ www.blogs.20minutos.es/el-nutricionista-de-la-general/

Autor: Juan Revenga.

◈ www.elcentinel.blogspot.com.es

Autor: L. Jiménez.

◈ www.gominolasdepetroleo.com

Autor: Papyrus.

◈ www.midietacojea.com

Autor: Aitor Sánchez García.

◈ www.guiadesupervivenciaenelsuper.com

Autor: José V. Padilla.

⇨ MIS PELIS FAVORITAS SOBRE NUTRICION, DIETAS AND COMPANY

◈ GENES: SOMOS LO QUE COMEMOS.

Autor: Documental Food Inc

◈ GORDO, ENFERMO Y CASI MUERTO.

Autor: Joe Cross

◆ FOOD, INC.

Autor: Robert Kenner

◆ SUPER SIZE ME.

Autor: Morgan Spurlock